L'ALIÉNATION MENTALE

DANS L'ARMÉE

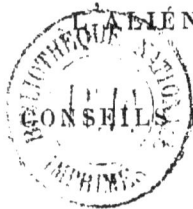

L'ALIÉNATION DES JEUNES SOLDATS

PROPHYLAXIE

CONSEILS DE REVISION — INCORPORATION

CONSEILS DE GUERRE

PAR

Le Docteur CATRIN

Médecin en chef de l'Hôtel-Dieu de Valenciennes, Professeur agrégé libre du Val-de-Grâce
Membre correspondant de l'Académie de Médecine

Préface de M. CHRISTIAN

Médecin en chef de l'Asile de Charenton

PARIS

RUEFF, ÉDITEUR

106, BOULEVARD SAINT-GERMAIN

1901

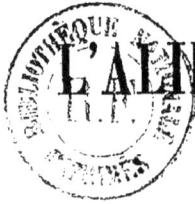

L'ALIÉNATION MENTALE

DANS L'ARMÉE

CORBEIL. — IMPRIMERIE ÉD. CRÉTÉ.

L'ALIÉNATION MENTALE

DANS L'ARMÉE

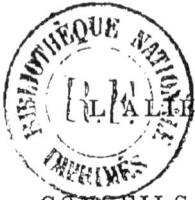

L'ALIÉNATION DES JEUNES SOLDATS

PROPHYLAXIE

CONSEILS DE REVISION — INCORPORATION

CONSEILS DE GUERRE

PAR

Le Docteur CATRIN

Médecin en chef de l'Hôtel-Dieu de Valenciennes, Professeur agrégé libre du Val-de-Grâce
Membre correspondant de l'Académie de Médecine

Préface de M. CHRISTIAN

Médecin en chef de l'Asile de Charenton

PARIS

J. RUEFF, ÉDITEUR

106, BOULEVARD SAINT-GERMAIN

1901

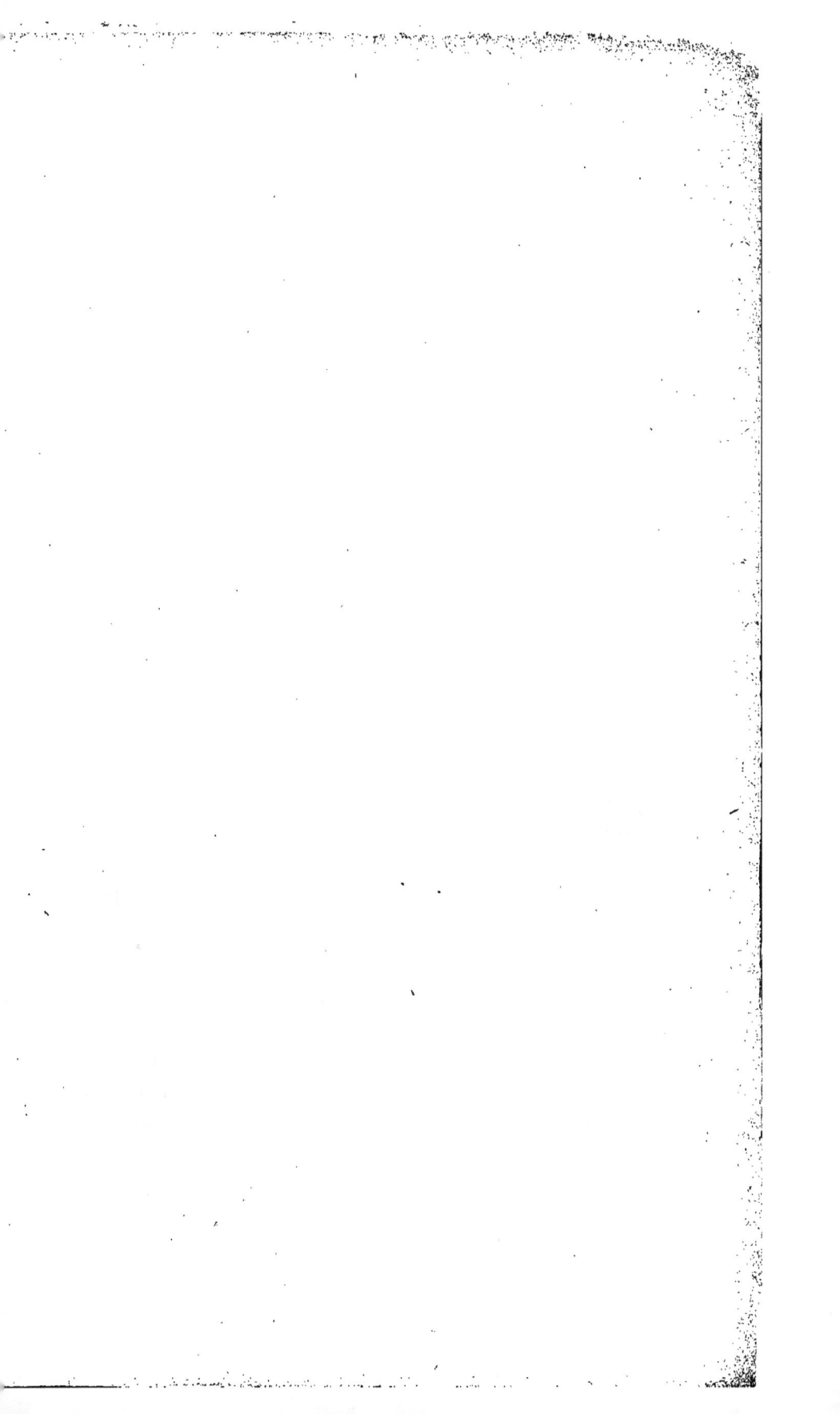

PRÉFACE

Depuis plus de vingt ans que je pratique à la maison de Charenton, il n'est pas d'année où je ne reçoive dans mon service un certain nombre de jeunes soldats atteints d'aliénation mentale. Ce sont, en général, des cas de manie ou de mélancolie qui guérissent vite. Mais, bien souvent, quand les symptômes de folie ont disparu, il reste devant moi un malheureux débile, faible d'intelligence, un *minus habens*, parfois si proche de l'imbécillité ou de l'idiotie, que j'avais à me demander, comment un homme, dans de pareilles conditions, avait pu être déclaré apte au service militaire.

Il semble que des faits pareils ne devraient pas se produire, et cependant ils ne sont pas rares. Chaque année, il faut prononcer un certain nombre de réformes pour aliénation mentale constatée après l'incorporation : d'où, pour l'État, des dépenses considérables et parfaitement inutiles.

En y regardant de près, on s'explique néanmoins la possibilité, et même la fréquence de ces erreurs. En effet, les jeunes gens dont il s'agit ne sont pas atteints d'une maladie bien déterminée, à symptômes tranchés et nettement caractérisés. Ils rentrent dans la classe si nombreuse des *dégénérés*, décrits d'abord par Morel, plus tard par Magnan : au point de vue auquel s'est placé M. Catrin, on peut les diviser en deux groupes principaux.

Dans l'un, nous trouvons des individus dont le développement physique a été normal ou à peu près, et qui, dans le milieu où ils sont nés et où ils ont vécu, étaient aptes à remplir les devoirs de la vie journalière. « Habitués à la vie simpliste des champs, à ses occupations machinales, presque animales, à une existence calme et réglée, analogue à celle des animaux de labour », ils pouvaient suffire aux exigences de leur milieu, malgré les lacunes de leur vie cérébrale. Leur entourage avait bien remarqué qu'ils avaient l'esprit lourd, peu développé, qu'ils manquaient totalement d'initiative, que leur *simplicité* en faisait un objet de risée pour leurs camarades ; mais on ne s'en inquiétait guère. Bien loin de signaler le fait au conseil de revision on le dissimule soigneusement, dans l'espoir que la vie militaire réveillera les facultés engourdies, et produira d'heureux effets. Il n'en est rien. Le malheureux, sorti du village où tout le monde le connaît et le supporte, transplanté brusquement dans la caserne « où il a un rude apprentissage à faire », où sans cesse bourdonnent à ses oreilles des commandements inconnus, des ordres qui lui semblent singuliers », où il doit encore supporter les plaisanteries et les brimades de ses camarades,

le malheureux perd vite son équilibre, il est vite
« dévoyé, et son intelligence sombre dans les ténèbres de la folie. »

Dans l'autre catégorie, on peut ranger les jeunes
gens qui, dès leur plus tendre enfance, se sont
montrés rebelles à toute règle, à toute discipline.
Ni à l'école, ni à l'apprentissage d'un métier quelconque, on n'a pu obtenir d'eux un travail suivi.
Eux aussi sont des malades, mais on ne veut pas
croire à leur maladie, et l'on se dit qu'un séjour
prolongé dans un régiment leur formera le carac-
tére, leur apprendra à obéir. C'était autrefois le
moyen suprême. Quand une famille avait tout fait,
tout essayé, pour dompter un de ces *incorrigibles*,
elle le forçait de s'engager, ou encore elle le pla-
çait comme mousse sur un bâtiment de commerce.
L'épreuve durait plus ou moins longtemps ; jamais
je ne l'ai vue couronnée de succès ; le jeune homme
revenait comme il était parti, avec quelques vices
de plus. Et encore les choses ne se passent pas
toujours simplement. En arrivant au régiment, en
mettant le pied sur un vaisseau, l'*incorrigible* y
porte sa mobilité d'esprit, sa nonchalance, son
mépris de toute règle. D'abord il est réprimandé, puis
on le punit, légèrement d'abord, plus sévèrement
ensuite. Mais, quoique les punitions s'ajoutent aux
punitions, les fautes deviennent de plus en plus
graves, et parfois le conseil de guerre appa-
raît, menaçant, comme dernière étape de la lamen-
table odyssée. J'en ai connu un, qui, envoyé aux

compagnies de discipline, arriva à s'y faire con-
damner à mort. Il fallut presque un miracle, mais
surtout l'intervention active d'un médecin mili-
laire clairvoyant, pour arracher le condamné au
supplice, et le faire conduire dans l'asile d'aliénés
où était sa vraie place, et où je l'ai connu.

J'en ai assez dit pour montrer l'importance de ce
mémoire ; ce sont des pages intéressantes et sugges-
tives. Il est à souhaiter que l'expérience acquise
par M. Catrin pendant les années qu'il a appartenu à
la médecine militaire, que cette expérience profite
à ceux qui ont charge d'âme aux conseils de
revision.

Je me rappelle le temps, déjà éloigné, où M. Catrin
agrégé au Val-de-Grâce, venait à Charenton pour
y visiter les militaires en traitement. Bien souvent
nos entretiens ont roulé sur des cas semblables à
ceux qui documentent son mémoire ; et ensemble
nous cherchions à surmonter les difficultés qui se
présentaient. J'ai gardé de ces relations le souvenir
le plus agréable ; j'aime à penser que M. Catrin par-
tage mes sentiments, et que c'est pour cela qu'il
m'a fait l'honneur de me demander cette préface.
Je l'en remercie, et je voudrais avoir réussi, aussi
bien que je le désirais, à faire valoir tout le mérite
de son œuvre.

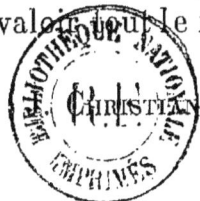

L'ALIÉNATION MENTALE
DANS L'ARMÉE

L'ALIÉNATION DES JEUNES SOLDATS
SA PROPHYLAXIE

I

Avec ses puissants moyens prophylactiques, l'hygiène moderne a contribué pour une large part à la diminution de la mortalité et de la morbidité dans l'armée : par la filtration des eaux ou l'approvisionnement en eaux de source ont été éliminées un certain nombre de maladies infectieuses ; par la désinfection des locaux, des vêtements, par l'isolement, on a limité l'essor de la contagion ; et le puissant concours de la vaccination a amélioré encore nos statistiques.

Non seulement le médecin militaire doit s'efforcer de diminuer la morbidité et la mortalité des troupes, mais encore une de ses constantes préocupations doit être d'éviter l'entrée dans l'armée de non-valeurs, qui pourraient donner au commandement l'illusion d'une force, qui se briserait au moindre choc, aux premières fatigues.

1.

Aussi depuis que nous avons une armée vraiment nationale, a-t-on, dans les différentes instructions sur l'aptitude physique au service militaire, recommandé aux médecins de ne prendre que les parfaitement aptes au service armé et ajourner les douteux (1878), les hommes d'une complexion délicate (1882). Cette sollicitude très justifiée, ces précautions minutieuses pour n'avoir que des soldats robustes de corps, exempts de toutes tares pathologiques ou infirmités, les a-t-on prises pour les maladies de l'esprit, a-t-on attiré l'attention sur la débilité mentale, sur les prédisposés aux vésanies, les faibles d'esprit, etc.?

Il faut avouer que jusqu'à présent il a été peu fait à cet égard.

II

« Parmi les maladies qui sont incompatibles avec le service militaire se rangent l'idiotie, le crétinisme et l'aliénation mentale sous toutes ses formes. »

Telles sont les courtes lignes consacrées à ces maladies de l'esprit dans les plus récentes instructions pour les conseils de revision, car je ne parle que pour mémoire des considérations sur la simulation de ces affections, « qui, dit-on, offre de grandes facilités contre lesquelles le médecin doit.être en garde ».

Des imbéciles, des débiles mentaux, des déséquilibrés, des abouliques, il n'est pas question, et bien qu'on puisse alléguer que l'aliénation mentale « soit un terme générique comprenant indistinctement toutes les altérations dont l'intelligence peut être le siège » il eût été bon, pensons-nous, d'appeler l'attention sur ces divisions et entre autres sur « la faiblesse d'esprit » que Morel introduisit, je crois, le premier dans la nosologie médicale.

Pour montrer jusqu'à quel point cette question a été laissée dans l'ombre, disons que jusqu'en juin 1897 un homme, qui avait été interné pour aliénation mentale, pouvait néanmoins être pris bon pour le service, qu'il pouvait même être maintenu dans l'armée après une atteinte d'aliénation mentale guérie, tout au moins en apparence, après internement. Ce n'est, en effet, que le 3 juin 1897 que le ministre, conformément à l'avis du comité technique de santé, a décidé « qu'il convenait d'exclure de l'armée tout homme de troupe qui, après son internement, aura été déclaré atteint d'aliénation mentale, alors même que l'incurabilité de la maladie ne serait pas certaine. »

C'est là une sage mesure qu'on ne saurait trop louer et nous montrerons dans la suite un exemple frappant de son utilité.

Il est certes déplorable au point de vue de la contagion, par exemple, d'admettre dans l'armée un tuberculeux plus ou moins douteux, ou un homme débile dont les rigueurs de la vie militaire vont achever de ruiner la santé; mais pour différente que soit la nature de ce danger, combien est-il plus grand si l'on introduit dans un régiment des aliénés ou des prédisposés, des faibles d'esprit, des imbéciles.

Ceux-là ne sont pas seulement des non-valeurs, des unités perdues, mais ils deviennent une source de périls permanents et multiples, et par l'exemple de leur indiscipline d'autant plus complète, plus retentissante qu'elle est inconsciente, et par les scandales qu'ils provoquent, les crimes ou les délits qu'ils peuvent commettre.

Tel déséquilibré, tel aliéné inoffensif, lors de son incorporation pourra, sous l'influence des excitations de sa vie nouvelle, devenir progressivement ou même brusquement redoutable pour ceux qui l'entourent, officiers ou soldats.

Il ne faut pas oublier, en effet, que ce vésanique, à toute heure du jour et de la nuit, a entre les mains des armes redoutables dont il pourra faire usage contre ses compagnons, transformés en ennemis par un délire des persécutions, contre ses amis mêmes, dans une attaque de manie aiguë, contre lui-même dans un accès de mélancolie aiguë, dans la folie du suicide, dans la neurasthénie dont le nom ne figure pas dans la classification des maladies exemptant du service ou nécessitant l'ajournement.

Ce ne sont point là de simples vues de l'esprit, et il n'est pas d'années où quelques suicides, quelques homicides ne soient signalés dans l'armée sous l'influence de l'aliénation dans ses formes les plus diverses. Dans toutes les nations, on trouve des faits analogues et récemment, en Italie, les journaux rapportaient l'histoire du soldat Magri, qui, à la caserne Humbert, à Pise, avait blessé deux de ses camarades, en avait tué deux autres dans un accès de folie furieuse, causée, affirmait-on, par le délire des persécutions.

Enfin nul n'ignore les rigueurs, les inflexibilités du code militaire, et n'est-il pas réellement effrayant de songer qu'une faute, en apparence légère, qui vaudrait à son auteur une amende insignifiante, s'il était civil, sera punie de deux, trois, dix ans d'emprisonnement, parfois même de la condamnation à mort, si cette faute est commise dans le rang.

S'imagine-t-on un épileptique méconnu, un faible d'esprit oubliant pour un moment, dans un vertige fatal, le milieu dans lequel il vit, et désobéissant à un caporal, le frappant même, et se trouvant de ce fait sous le coup d'une peine infamante, pour peu que son épilepsie, sa débilité mentale ne se soient pas manifestées par des symptômes assez apparents pour provoquer une enquête médicale.

Certes, ces faits sont rares et, soit qu'il y ait le moindre doute dans leur esprit, soit que les avocats le leur demandent, les présidents des conseils de guerre s'adressent aux médecins experts pour les éclairer et soumettre les accusés à leur observation.

Mais n'y eût-il qu'une seule de ces erreurs commises, elle serait par trop néfaste, de conséquences trop lamentables pour justifier les multiples précautions à prendre afin d'en éviter le retour.

Pour ma part, j'ai vu deux faits dans lesquels il m'est resté un doute poignant sur la culpabilité des condamnés : l'un pour vol, l'autre pour refus d'obéissance.

OBSERVATION I

Dans le premier cas, il s'agit d'un nommé C..., que j'ai eu en traitement pour pneumonie, dans mon service en 1894 et qui avait été condamné pour vol d'un porte-monnaie renfermant deux francs.

La période aiguë de la pneumonie terminée, les facultés mentales de C... ne me paraissant pas absolument saines, je provoquai dans son village une enquête, qui donna les résultats suivants :

Le maire de la commune déclare :

« Que le nommé C... a toujours été peu intelligent et on pourrait même le considérer comme presque idiot ; j'ignore s'il y a des faibles d'esprit ou des déments dans sa famille. »

M. L... instituteur : « Je connais depuis sa jeunesse le nommé C..., il a fréquenté ma classe pendant plusieurs années, mais il n'a jamais été intelligent, je ne pouvais

1..

rien lui faire apprendre et je l'ai toujours considéré *comme presque idiot.* »

MM. P... et M... ont fait des déclarations analogues à celles qui précèdent.

J'ai eu entre les mains une lettre que les parents de C... lui écrivaient ; on lui parlait comme à un enfant en bas âge et ces malheureux semblaient prévoir qu'il commettrait quelque larcin, car on lui recommandait « de ne jamais toucher à rien, etc. ».

Quelque temps après, en janvier ou février 1895, C... mourait de tuberculose.

OBSERVATION II.

Le deuxième cas concerne un homme condamné pour refus d'obéissance et qui, pendant la durée de sa détention, fut envoyé à l'hôpital pour attaque d'épilepsie.

Entré le 20 novembre dans mon service, en coma épileptique, son état s'améliora assez pendant les journées des 21 et 22 pour qu'il ait pu me raconter qu'antérieurement il avait eu des attaques analogues. Puis dans la matinée du 23, il fut pris d'un nouvel accès, les attaques se répétèrent et, finalement, après cinquante-deux crises subintrantes, il mourut le 24 novembre.

On ne put que constater l'absence de toute lésion à l'autopsie.

Ces deux cas sont toujours restés présents à ma mémoire et ce souvenir a été la plus puissante cause qui m'a incité à écrire ce travail.

III

Mais en dehors de ces cas rares et malheureux, il ne faudrait pas croire que le chiffre des aliénés dans l'armée soit quantité négligeable.

Il y a, en effet, chaque année deux cents à deux cent quarante entrées aux hôpitaux pour aliénation mentale et paralysie générale progressive; la distinction n'est pas encore établie dans nos statistiques pour les entrées aux hôpitaux, entre ces deux groupes pourtant si différents ; mais c'est évidemment à l'aliénation plutôt qu'à la paralysie générale progressive qu'appartient la grande majorité de ces cas, car on voit qu'ils concernent surtout des soldats ayant moins d'un an de service, et à cet âge la pachyméningite diffuse chronique est réellement exceptionnelle.

En 1888 il y a eu 219 entrées aux hôpitaux.

1889	—	182	—
1890	—	233	—
1891	—	227	—
1892	—	207	—
1893	—	189	—
1894	—	238	—

Les décès ne sont pas nombreux, il est vrai, comme le montre le tableau suivant :

DÉCÈS PAR :	1888	1889	1890	1891	1892	1893	1894
Paralysie générale.........	5	3	6	2	5	4	3
Aliénation mentale.........	3	1	7	8	4	5	4
Total..........	8	4	13	10	9	9	7

Mais l'aliénation mentale est la cause d'un grand nombre de réformes, quelques-unes à l'arrivée au corps, et dix ou vingt fois plus après l'incorporation, c'est-à-dire beaucoup trop pour qu'on n'admette pas que quantité de ces aliénations ont échappé à l'observation et existaient avant l'incorporation.

C'est ainsi qu'en 1888, on trouve 13 réformes pour aliénation à l'arrivée au corps et 134 après l'arrivée, c'est-à-dire plus de dix fois après l'incorporation qu'au moment de cette incorporation. Cette proportion n'est pas exceptionnelle, elle atteint parfois un chiffre plus élevé encore ; c'est ainsi qu'en 1894 il y a eu vingt-cinq fois plus de réformes après l'arrivée au corps qu'au moment de l'incorporation.

Nous allons d'ailleurs retrouver ces proportions dans les années suivantes :

RÉFORMÉS POUR ALIÉNATION.	1888	1889	1890	1891	1892	1893	1894
A l'arrivée au corps.......	13	11	10	15	14	13	7
Après l'arrivée au corps....	134	146	115	151	184	162	178
Total des réformes.....	147	157	125	166	198	175	185

Depuis quelques années, on a ajouté une nouvelle classe des maladies de l'esprit et, en 1893 et 1894, nous voyons qu'outre les 175 et 185 réformes pour aliénation, il y en a 19 et 33 pour idiotie ; encore faut-il reconnaître que sous cette dernière étiquette sont rangés des cas de faiblesse mentale et non de véritables idioties ; ce serait un numéro à ajouter et sous lequel on classerait beaucoup de malades qui, sans être idiots, sont absolument inaptes, vu leur intellectualité, à remplir les obligations du service militaire.

IV

Les chiffres que nous avons cités, pourront surprendre les personnes étrangères à l'armée ; il semble, en effet, que dès l'incorporation ou peu après celle-ci, les contacts fréquents des recrues avec les officiers, les sous-officiers doivent mettre en évidence l'aliénation mentale ou la faiblesse d'esprit, dont sont atteints les jeunes soldats et, par suite, on s'explique mal ces réformes tardives. Et pourtant quiconque a vécu dans un régiment comprend facilement ces pseudo-erreurs, ces reconnaissances tardives d'une maladie dont le diagnostic semble si facile.

En effet, à l'époque actuelle où la durée du service militaire est restreinte à trois années, où les appelés dispensés pour un motif quelconque abondent dans les rangs, on ne saurait se faire une idée de la fébrile activité qui règne dans les régiments, lors de l'arrivée des contingents et combien les instructeurs ont leur attention dispersée sur mille objets divers. D'ailleurs, au début de leur initiation aux manœuvres, les jeunes soldats sont exercés en masse, et c'est seulement après un certain temps que l'instruction individuelle joue un rôle, alors que les officiers, les sous-officiers ont remarqué l'indocilité, l'inattention, la compréhension difficile de leurs subordonnés.

Or chez l'homme, les facultés imitatrices sont tellement prépondérantes qu'il faut une déchéance intellectuelle bien considérable pour ne pas comprendre en regardant ses voisins comment on marche au pas, comment on exécute des mouvements d'assouplissement, voire même comment on manie des armes.

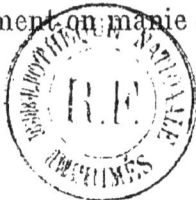

1...

J'ai, pour ma part, vu un Breton qui, après six mois de service, ne pouvait dire un mot de français et le comprenait à peine ; je dus faire accompagner cet Armoricain partant en convalescence, par un de ses camarades, parce qu'il n'aurait pu ni se guider, ni demander un billet de chemin de fer, etc. Ce n'était pourtant ni un homme puni, ni un mauvais soldat.

D'ailleurs, on sait que ce n'est qu'après plusieurs mois que les recrues montent la garde, et les règlements ont si bien compris qu'en cette période d'initiation on ne pouvait considérer les jeunes soldats comme responsables, que le temps nécessaire pour qu'ils soient portés déserteurs s'élève à trente jours, tandis qu'après trois mois de service, il suffit de six jours d'absence.

Enfin, pour excuser ces réformes tardives pour aliénation, il ne faut pas oublier qu'un homme arrivant au régiment avec une intelligence suffisante pour avoir exercé une profession quelconque dans la vie civile, et n'avoir jamais donné de symptômes d'aliénation, pourra, lorsqu'il sera plongé dans le milieu militaire, voir se développer une vésanie restée latente jusque-là, et qui ne demandait qu'une occasion, qu'une excitation pour se manifester.

Il y a, dans le domaine des maladies de l'esprit, des faits tout analogues à ceux incontestés, qu'on a désignés sous le nom de *microbisme latent*.

Ce milieu militaire est en effet tout spécial, c'est une collectivité, c'est-à-dire qu'on y trouve presque toujours des meneurs et des menés, des victimes et des bourreaux ; mais dans les lycées, les collèges, l'âge plus tendre des unités restreint, non la cruauté des instincts, mais au moins leur violence ; de plus, dans ces établissements d'instruction les contacts, pour fréquents qu'ils soient, n'atteignent pas la promiscuité de la caserne, et il n'y a pas là de corvées à faire, de responsabilités à encourir, etc.

Dans toute chambrée, il y a toujours une tête de turc, un malheureux à qui incombe la plupart des besognes ennuyeuses, et qui supporte les plaisanteries de goût plus ou moins douteux, que peuvent produire des milieux aussi mélangés, où se coudoient le paysan inoffensif, naïf de nos campagnes, et l'ouvrier loustic des grandes villes, voire même le souteneur, dangereux à tous points de vue physique et moral. Il y a une psychologie militaire dont l'analyse devrait tenter la plume d'un écrivain impartial.

Certes, on a fait beaucoup pour abolir les brimades; on y est parvenu en partie, on en a du moins diminué le nombre et peut-être aussi le genre. La savate, la couverture et d'autres jeux d'esprit aussi cruels et plus répugnants encore n'existent qu'exceptionnellement, mais on *ennuie* encore les jeunes, et ces abominables habitudes ont quelquefois des conséquences mortelles. N'avons-nous pas vu récemment, à Fontainebleau, trois soldats faire mourir un de leurs jeunes camarades, en traitement comme eux à l'infirmerie, par leurs plaisanteries stupides et barbares ; l'une d'elles consistait, paraît-il, à forcer ce malade à se mettre complètement nu, pendant des heures, dans la chambre. On sait le châtiment exemplaire infligé à ces bourreaux par leur colonel : outre la peine que prononcera contre eux le conseil de guerre, ces soldats indignes ont dû, entourés d'un peloton de garde, suivre le cercueil de leur victime.

Malgré cet exemplaire châtiment, il y aura encore, il y aura toujours des brimeurs et des brimés.

Conçoit-on quelle existence doit mener un malheureux

arraché à la vie simpliste des champs, à ses occupations
machinales, presque animales, à cette existence calme et
réglée, analogue à celle des animaux de labour, lorsqu'on
l'introduit dans la vie militaire, où il a un apprentissage
rude à faire, où sans cesse bourdonnent à son oreille des
commandements inconnus, des ordres qui lui semblent
singuliers, où l'on lit chaque soir le code militaire, dont
l'inflexibilité effraierait des âmes moins naïves. A ces fatigues physiques, morales, qu'on ajoute les « *scies* » des
camarades quand, rentré dans la chambrée, le pauvre
bleu croit pouvoir se reposer de son labeur, les lits ren-
versés, les gamelles disparues, la chambre à balayer, etc.,
on comprendra, en y songeant un peu, qu'une intelligence inférieure, placée dans ces conditions, puisse se
dévoyer et sombrer dans les ténèbres de la folie.

Je ne citerai ici qu'un exemple de ces déviations mentales, mais j'en ai vu de maintes observations se dérou-
ler sous mes yeux.

OBSERVATION III

B... H..., né à C... (Nord), le 22 mai 1875, exerçait
avant son incorporation le métier de tulliste, assez difficile, paraît-il, et qui lui permettait de gagner largement
sa vie. De constitution peu robuste, de tempérament lymphatique, B... est incorporé, en novembre 1896, au xe régiment d'infanterie. Il a 1^m,57 de taille, 82 centimètres
de périmètre thoracique, et pèse 54 kilos.

Il fait son service sans donner lieu à aucune observation, aucune punition : angine légère le 7 janvier 1897,
entorse du pouce le 29 du même mois. Enfin, le 4 mai,
c'est-à-dire six mois après son incorporation, il se présente à la visite, se plaignant d'un léger mal de gorge;

vu son aspect souffreteux, malgré la bénignité de son amygdalite, B... est envoyé à l'hôpital, où je le vois le 5 au matin.

En l'interrogeant, je constate de l'embarras dans ses réponses, une timidité extrême et même une certaine incohérence ; à chaque question posée, il semble que les larmes vont jaillir des yeux de ce pauvre garçon, dont les répliques sont peu lucides. Dans ces cas, j'ai l'habitude, que je crois bonne, d'interroger les hommes à part, c'est-à-dire dans mon cabinet et en dehors des camarades ; on obtient souvent ainsi des résultats tout à fait différents et des réponses parfois contredisant celles qui avaient été faites en interrogatoire public.

En effet, à peine ai-je été quelques instants seul avec B..., qu'il se met à pleurer, et, levant sa chemise, il me montre dans la région de l'épigastre, trois plaies assez légères d'ailleurs, mais suppurées, qui sont le résultat de coups de baïonnette que ce pauvre d'esprit s'était portés dans l'espoir de se suicider.

La tentative de suicide avait avorté, grâce à la pusillanimité du malade, qui, néanmoins, avait essayé de se blesser à trois reprises différentes, mais avait déployé en cette circonstance, comme en toutes celles de sa vie, une énergie proportionnée à sa faiblesse mentale, car c'est bien plutôt d'un faible d'esprit que d'un aliéné qu'il s'agissait.

Faible d'esprit qui, à C..., dans son pays, peut continuer à exercer son métier de tulliste, à vivre de sa vie normale, à condition que l'automatisme de son existence ne soit pas dérangé par quelque obstacle imprévu.

Comme le montre la lettre suivante, dont j'ai eu communication ultérieurement, et qui avait été envoyée le 2 mai, B... s'affolait des moindres incidents, les exagérait et en arrivait à écrire comme un véritable dément; ses camarades lui avaient affirmé, bonne plaisanterie, que le quartier était consigné par sa faute, et il avait cru, *avalé*, disaient les rieurs, que parce qu'il avait oublié son café, on fermait la caserne.

« X..., le 2 mai 1897, 3e Bon, 11e Cie.

« Cher Père est Mère,

« Je suis Mal Parti, Nous avons éter en Marche est Nous avons Prits du Café et du Pain, alors j'ai oublié d'en Prendre. J'ai eut le Malheur de Pas en Prendre Malheureusement est on a eut le Quartier Consigné parce que je n'avais Pas Prit de café est Pain alors je n'ai pas dit et j'en est éter est on Nous a dit que l on avait fait le Quartier Consigné je suis bien Mal Parti Mon Père est Mère est Tante autre Oncle est Tante je suis Malheureux de tous cela est malheureusement.

« On ne me Verra Peut être Plus sitôt Parce que je n'en est Pas Plus sur que sa On est Perdue Ma Mère au Revoir Mon Père Au Revoir Tante Oncle est Tante.

Ainsi que Toute la famifle est Aussi Tous les Bons Camarades est Ma Petite Angèle, est ma S... »

Effrayés par cette lettre, les parents du malade vinrent le voir à l'hôpital où je pus recueillir sur B... quelques renseignements. C'était un excellent fils, me dit la mère, bien dévoué, très soumis, très travailleur, mais « un peu jeune d'esprit »; telle est l'expression qui, dans le village, sert à désigner ces hommes, qui semblent avoir une dose d'intelligence suffisante pour être des machines plus ou moins compliquées et à travail régulier, mais qui, devant une difficulté si faible qu'elle puisse être, sont absolument désarmés et prêts à perdre le peu d'énergie, de volonté, de raison dont la nature les a gratifiés.

Une enquête ne tardera pas à démontrer la vérité toujours dissimulée par les proches parents, qui hésitent a qualifier leur enfant de semi-idiot, hésitation fort compréhensible d'ailleurs.

Dans ces enquêtes faites par la gendarmerie, il faut une précision minutieuse des demandes, sous peine d'avoir d'insignifiantes réponses. En ce cas, par exemple, il ne fallait pas demander si B... était aliéné, mais bien « s'il n'était pas considéré dans le village comme un faible d'esprit, qui sans être fou, ni atteint de troubles d'esprit graves, présentait néanmoins des manifestations faisant de lui un objet de risée et de moquerie ».

Était-il, en un mot, considéré par ses concitoyens comme absolument sain d'esprit ou comme un esprit resté enfant, « esprit jeune » selon l'expression locale.

Faite dans ces conditions, l'enquête donna, comme en beaucoup d'autres circonstances, les résultats les plus nets, les plus probants.

X..., quarante-deux ans, conseiller municipal dit « qu'il a habité près de chez B... pendant quinze ans et qu'il est faible d'esprit ; lorsque son père lui faisait le moindre reproche, il était tellement troublé qu'il ne comprenait plus rien. Son départ pour le régiment m'a beaucoup étonné parce qu'à mon point de vue il ne peut faire un soldat ».

Le facteur de la localité, qui a été à l'école avec B...,
dit « qu'il a toujours été la risée de tout le monde, que, sans être idiot, il a le cerveau très faible et qu'après avoir quitté l'école il fréquentait très peu les jeunes gens de son âge et était toujours PENSIF. »

Un représentant de commerce, qui travaille pour la

maison où était employé B..., dit « qu'il n'a pu jamais obtenir de lui une réponse ayant un sens ».

Son patron enfin raconte que, dès qu'il faisait une observation à B..., il perdait la tête à tel point qu'il restait sans travailler pendant quelques instants. « Son départ pour le régiment, ajoute-t-il, m'a bien étonné, parce qu'à mon point de vue cet homme est incapable de faire un bon service militaire ».

On voit d'ici ce malheureux réprimandé par un caporal, un sous-officier avec cette brusquerie un peu obligatoire dans le métier des armes et que seuls blâmeront ceux qui n'ont jamais commandé à des masses aussi peu homogènes que le sont nos régiments.

Quand son patron lui faisait une observation, il perdait la tête à tel point qu'il ne pouvait travailler ; qu'était-ce donc quand cette observation était présentée par un gradé et quand un aussi faible d'esprit se remémorait les châtiments du code militaire dont la lecture a dû bien souvent troubler son repos.

Qu'on ajoute à ces préoccupations les railleries parfois cruelles des camarades de chambrée, les scies plus ou moins intelligentes, les brimades interdites, et l'on comprendra qu'il a peut-être suffi d'un mauvais plaisant, persuadant à B... qu'il serait puni sévèrement parce qu'il n'avait pas pris de café, pour amener cette crise de désespoir et la tentative de suicide.

Je demandai au colonel une permission pour B... jusqu'à la date de la commission de réforme, afin d'éviter tout contact avec ses persécuteurs enfantins, et la commission voulut bien accepter mes arguments et réformer B...

Deux mois après la réforme, le médecin du pays m'écrivait pour me prier d'envoyer à B... une lettre où je lui certifierais qu'il était bien et dûment réformé ; cet infortuné ne pouvait croire à cette réforme.

Primitivement, le jour où je l'avais présenté, il avait pensé aller devant le conseil de guerre pour être fusillé, puis ultérieurement le mot de réforme n° 2, ayant attiré son intention, il supposa que sa réforme n'était pas définitive puisqu'elle était n° 2.

J'accédai très volontiers à la demande de mon confrère et quelques mois plus tard j'appris que B... avait repris le cours de son existence normale et ne se ressentait plus de son passage dans l'armée que comme un mauvais rêve oublié au réveil.

Toutes ces péripéties auraient été évitées, le danger qu'ont couru la vie et la raison de B... aurait été conjuré, le temps, l'argent, perdu par l'État, pour enrégimenter, faire instruire, hospitaliser B... auraient été économisés si le maire du village de ce conscrit avait, six mois plus tôt, fait semblable déclaration devant le conseil de revision ainsi que le prescrivent les règlements.

Nous reviendrons sur ce point.

Pour expliquer le retard apporté à la mise en réforme des aliénés dans l'armée, faut-il enfin rappeler que le diagnostic de l'aliénation, de la faiblesse d'esprit n'est pas toujours aussi simple, aussi aisé que se l'imaginent en général les gens du monde, voire des classes supérieures.

Cette année même, une aliénée auto-accusatrice a fait une longue prévention avant que, malgré les multiples interrogatoires d'un magistrat, on ait reconnu sa folie ; encore a-t-il fallu que fût prouvé par le hasard qu'elle avait signé elle-même les lettres de dénonciation adressées au Parquet.

Si dans le tête-à-tête, dans l'examen fait par un homme de loi, on peut méconnaître les symptômes de l'aliénation, *à fortiori* dans l'armée où le contact est moins intime, où l'attention des dirigeants est distraite par d'autres occupations, où l'instruction, l'intelligence des sous-officiers sont d'un niveau moins élevé que celles d'un magistrat.

Parfois précisément la comparution devant un conseil de guerre, par suite d'une faute commise, amène, lors des interrogatoires préalables, la reconnaissance d'une aliénation jusque-là méconnue, comme le prouve le fait suivant.

OBSERVATION IV.

Le nommé R... A..., né à P... (Nord) le 5 février 1875, domestique. Appelé dispensé est incorporé le 12 novembre 1896 au xe régiment d'infanterie.

Le registre d'incorporation porte les renseignements suivants :

> Constitution bonne.
> Tempérament lymphatique.
> Taille 1^m,66.
> Périmètre thoracique 0^m,89.
> Poids 63 kilogrammes.
> Vision bonne.

Après une quinzaine de jours de séjour au régiment, R... déserta sans qu'on connût le motif de ce départ brusque et sans qu'il eût encouru aucune punition, aucun reproche. Cet homme était d'ailleurs revenu immédiatement travailler dans son village, où la gendarmerie le retrouva facilement, d'autant qu'il ne se cachait nullement.

Il fut traduit devant un conseil de guerre ; mais frappé par sa physionomie inintelligente, l'incohérence de ses propos, on le fit examiner, on prescrivit une enquête et l'ordre fut donné de le soumettre à mon examen, puis de le présenter à la commission de réforme, qui prononça sa radiation des cadres le 5 avril 1897.

Quand je demandais à R... pourquoi il avait déserté, il me fit la réponse suivante, fréquemment la même dans ces cas : « on m'ennuyait à la chambrée, j'ai vu que ça ne finissait pas, je suis parti » puis il riait grossièrement, laissant sortir de sa bouche une langue volumineuse, qui humectait constamment ses lèvres d'une salive visqueuse. Chaque fois que j'interrogeais cet homme, quand j'avais terminé et que je lui disais de partir, il me prenait les mains de force en m'appelant mon major et me remerciait de ce que j'avais fait pour lui.

Devant la commission R... eut la même attitude et sa physionomie seule aurait suffi pour faire prononcer la réforme, n'y eût-il pas eu d'enquête.

Celle-ci démontra que dans son village R... était regardé comme un véritable idiot, qu'on le faisait travailler par charité, lui abandonnant des besognes grossières dont le salaire lui permettait de vivre sans mendier.

Et pourtant cet homme avait passé le conseil de revision, la visite de départ, il avait subi la visite d'incorporation, il avait été habillé, on avait commencé son instruction et nul n'avait reconnu son idiotie. Il a fallu faute commise et interrogatoire minutieux pour amener cet heureux résultat : La réforme.

2.

V

Ces considérations générales établies, nous diviserons les aliénés incorporés en plusieurs groupes :

1° Ceux qui ont été antérieurement internés ou qui auraient dû l'être ;

2° Ceux qui, considérés par leur famille comme des incorrigibles, alors qu'ils ne sont que des déséquilibrés, ont été forcés de s'engager ;

3° Les alcooliques.

VI

1° Jeunes soldats internés avant leur incorporation.

Ce sont presque toujours des engagés volontaires, qui constituent cette classe, soit que d'eux-mêmes, dans une conception délirante, ces malheureux aient voulu embrasser la carrière militaire, soit que des parents ou même des médecins, aussi optimistes que peu éclairés, aient cru achever dans l'armée un commencement de guérison ou d'amélioration de l'état mental d'un arriéré, d'un dégénéré.

Pour notre part, nous ne croyons pas à ces cures par la discipline, et nous avons vu bien souvent sombrer le peu de raison qui restait à ces infortunés, ou nous les avons vus commettre des délits, qui les conduisaient devant les conseils de guerre ; là le plus souvent d'ailleurs leurs antécédents étant invoqués, ils étaient acquittés, puis réformés.

Nous donnerons deux exemples de ce type de malade.

OBSERVATION V

F... est un garçon de haute taille, robuste, bien constitué, ne présentant aucune tare physique apparente.

Le facies, bien que peu intelligent, ne montre pourtant aucun des stigmates qu'on a coutume de regarder comme des signes de dégénérescence : pas d'asymétrie faciale, oreilles bien ourlées, lobule bien détaché, etc.

Néanmoins, comme nous l'avons dit, le masque est inintelligent, la bouche ouverte, le maxillaire inférieur lourd, pendant, le facies en état d'étonnement continuel fait songer à un individu d'intellect peu développé.

Les faits qui ont motivé l'arrestation de F... indiquent pourtant une certaine habileté et les précautions qu'il a prises pour cacher son vol ne se retrouvent d'ordinaire point chez les kleptomanes, dont l'inconscience et l'irresponsabilité se traduisent le plus souvent par la brutalité du rapt et l'effronterie, tout au moins apparente, des actes commis par ces aliénés.

Ici, au contraire, et après avoir caché l'instrument qu'il avait dérobé, F... l'a vendu à un brocanteur, donnant un faux nom, une fausse adresse, de façon à empêcher l'acheteur de prendre les garanties qu'exige la loi.

F... ajoute qu'il avait l'intention de racheter après quelques jours l'objet qu'il avait soustrait; et dans le choix de son vol, on peut encore trouver une certaine habileté, puisqu'il pensait qu'on ne s'apercevrait que tardivement de son larcin, l'instrument n'étant pas en usage.

Toutefois ces preuves d'intelligence, de finauderie, ne sont pas un critérium certain de la valeur intellectuelle, et tel aliéné avéré, qui présente un délire net, pourra, en dehors de ses idées systématiquement déraisonnables, faire preuve de tact et de finesse même pour arriver à réaliser des projets insensés, un suicide, par exemple.

Le passé de F... va nous fournir quelques éléments propres à apprécier son caractère et à fortement modifier l'opinion première qu'éveille en nous l'acte coupable qu'il a commis.

Dès son enfance, F... a été en proie à des cauchemars d'une telle violence, qu'à six ans il se précipitait hors de son lit, criait, hurlait, courait dans la chambre et se réfugiait auprès de sa sœur, qui l'a élevé, et pour laquelle il nourrit une vive affection. Le lendemain matin il avait perdu tout souvenir de ses actes de la nuit et n'avait nullement conscience de ses terreurs nocturnes.

Inintelligent, et plus encore indocile, ses parents se décident à l'envoyer à Citeaux, d'où des actes d'immoralité le font renvoyer ; on cherche à l'instruire à l'école communale, il en sort à treize ans et alors commence une véritable course à travers les places, dans les métiers les plus divers, les industries les plus variées, si bien qu'en l'espace de douze à dix-huit mois, il est successivement accepté puis remercié dans dix-sept maisons différentes. D'employé de bureau chez un commissionnaire en marchandises, il passe petit clerc chez un homme d'affaires, puis il entre commis chez un bijoutier, et peu après nous le retrouvons mécanicien dentiste chez un dentiste. Le voici faisant des courses chez un tailleur, chez un marchand de tissus en gros, débiteur dans une maison de confection pour dames, vendeur dans un magasin de nouveautés, apprenti chez un fabricant de pianos, où il allume un incendie. Il est ensuite chapelier dans deux maisons, pâtissier, cuisinier. Là s'arrète son odyssée ;

ses parents se lassent et le font visiter par un aliéniste distingué, dont nous allons bientôt rapporter le verdict.

Dans toutes ces places, on ne fait pas de sérieux reproches à F..., il n'est pas considéré comme un malhonnête garçon, ni comme un méchant homme, mais à cette époque de sa vie il nourrit une invincible passion pour le jeu et surtout pour le jeu de billes. S'il fait des courses, il ne rentre plus parce qu'il joue sur une place publique; si on lui donne la maison à garder, il s'enfuit pour aller jouer; au lieu de vendre, d'écrire, de faire la cuisine, de confectionner des pâtisseries, il préfère jouer aux billes et là encore pour avoir des prétextes de sortie, il donne des preuves de son esprit rusé, analogues à celles que nous avons signalées lors du vol qui l'amène devant le conseil de guerre. Dans une fabrique de pianos, il provoque un incendie et l'on a, dans ses certificats, inscrit « impulsion à mettre le feu »; cependant F... explique très clairement cet incident; il avait vu des employés se servir d'essence minérale pour allumer le poêle, il a voulu faire comme eux, mais a lâché la bouteille, d'où début d'incendie.

Quoi qu'il en soit, les parents de F... découragés, désespérés, font examiner leur fils par M. le Dr P. Garnier, médecin de la Préfecture, et celui-ci lui délivre un certificat : « Débilité mentale, bizarreries morales, instabilité, perversion des instincts, fugues, impulsions, terreurs nocturnes, incapacité de se fixer à quoi que ce soit, actes inconscients. »

M. Magnan confirme ce diagnostic, et F... entre à Bicêtre, dans le service de M. le Dr Bourneville, à la date du 24 mai 1889 : il reste à l'hôpital jusqu'en 1892, après y avoir appris le métier de typographe; il exerce cette

2..

profession dans l'imprimerie de M. Bourneville, puis s'engage en 1893 (18 avril), comme musicien à l'école d'artillerie de Vincennes.

Pendant son séjour à Bicêtre, F... a deux périodes bien distinctes.

A son entrée, il se montre inattentif, incapable d'un acte de volition raisonnée, nous dit son instituteur.

Malgré une intelligence moyenne, il ne peut arrêter son attention, est sans notions sur les rapports de causalité, indifférent à l'avenir, etc. Il est classé dans la catégorie des enfants atteints d'instabilité. Avec grand'peine, on lui apprend un métier, mais bientôt commence une nouvelle phase, et du jour où on lui montre les notions élémentaires de la musique, où on lui donne un instrument, il n'est plus le même, il apporte à l'étude de l'art musical une passion que jusqu'alors seul le jeu de billes avait entretenue.

En quelques mois, cet incapable, cet inconscient, cet arriéré fait des progrès si rapides, qu'il dépasse tous ses camarades, lit couramment ses notes et les solfie sur son instrument.

On avait eu le bonheur, ainsi que le dit justement son instituteur, de trouver l'aliment qui convenait à son activité désordonnée, l'occupation qui pouvait fixer son instabilité.

Aussi ne reste-t-il que très peu de temps typographe ; enthousiasmés par ses progrès, son amour pour la musique, ses parents lui font donner des leçons, des musiciens encouragent cette vocation presque extraordinaire, mais il fallait vivre, tout en continuant à alimenter cette passion qui arrachait F... à la déséquilibration, et, malheureusement, c'est l'armée qu'on choisit comme milieu pour achever la guérison, puisque dans l'armée F...

trouvait le pain quotidien et pouvait en même temps se livrer à sa favorite occupation, la musique, qu'il espérait suffisamment étudier pour entrer au Conservatoire.

D'ailleurs, antérieurement, il avait manifesté son goût pour la musique dans une circonstance qui vaut la peine d'être rapportée, car elle peint bien ce caractère instable et passionné tout à la fois : à treize ans, il était employé chez un commissionnaire en marchandises de la rue du Château-d'Eau, et c'est lui qui, en l'absence du maître de la maison, devait répondre aux clients; mais au-dessous de l'appartement occupé par son patron, travaillaient des musiciens américains en tournée en France, qui s'exerçaient tout le jour pour leurs représentations du soir. Dès qu'il était seul et qu'il les entendait, F... ne pouvait demeurer en place, et, malgré ses promesses, ses résolutions, il désertait, sans réfléchir, le bureau confié à sa garde, pour aller écouter ce singulier orchestre, composé de pierres et d'instruments en fer, et il passait des heures à entendre ces harmonies bizarres. Le commissionnaire qui employait F..., après de multiples réprimandes, finit par le renvoyer. Plus tard, quand il était apprenti chez un marchand de pianos, on avait à diverses reprises menacé de l'expulser, parce que sans principes, sans méthode, sans aucune connaissance de la musique, il passait des heures entières à tapoter sur les pianos mis en vente, oubliant les courses et les travaux prescrits, pour se livrer à cette occupation presque mécanique.

Son penchant pour la musique est réellement frappant; dans une lettre qu'il m'écrivait à l'hôpital, il s'exprimait ainsi : « Si j'ai le malheur d'être condamné et de ne pouvoir faire de la musique pendant la période du temps de ma détention, qui, je crois, atteindrait trois à cinq ans de prison, j'en tomberais malade, car il n'y a cependant qu'un mois que j'en suis privé et je m'ennuie à mourir. »

Il faut du reste reconnaître que le choix de l'instrument chez ce véritable mono-maniaque musical est tout au moins étrange et indique un caractère particulier : c'est en effet du trombone dont il joue ; quand il parle de cet instrument, il devient lyrique, dithyrambique et à l'entendre ni le violon, ni la flûte, ni aucun instrument ne sont comparables au trombone, et non point au trombone à pistons, mais au véritable et archaïque trombone à coulisse, le seul, affirme-t-il, qui convienne à un tempérament artistique, puisque c'est dans les lèvres, dans les mouvements rythmés des bras que réside le secret des mélodies et non plus dans l'impulsion mécanique donnée mécaniquement à des soupapes inintelligentes. Son trombone occupe tous ses loisirs, il lasse ses camarades de ses travaux, de ses projets ; c'est avec son cher instrument qu'il trace tout son avenir, c'est lui qui le fera vivre et vivre sa famille et il ne doute point que le solo de trombone ne le fasse un jour sortir de son obscurité.

Il y a bien dans cet amour singulier pour un instrument d'une douceur et d'une harmonie discutables, quelque chose de vésanique, et c'est là le propre des dégénérés de n'apporter ni règle ni mesure dans leurs penchants et d'adorer avec la même intensité tantôt leur mère et tantôt le premier passant qu'ils aperçoivent.

Mais arrivons au fait qui a conduit F... sur le banc du conseil de guerre.

Le 20 décembre 1893, revenant de chez ses parents pour rentrer à Vincennes à son régiment, F... fit dans le train la connaissance de deux infirmiers de l'hôpital de Saint-Mandé (Seine). La conversation roula sur la question d'argent, on était proche de Noël, du jour de l'an, on se promettait force distractions, mais les étrennes ne venaient qu'après Noël, comment avoir quelques francs pour célébrer dignement le réveillon. Un infirmier raconte alors que, se trouvant dans une situation analogue, « il prit un instrument de chirurgie hors de service et le vendit à un marchand de bric-à-brac, pensant bien qu'il ne serait pas vendu avant son retour et pourrait le racheter au brocanteur pour le remettre où il l'avait pris ». « Son affaire réussit, paraît-il, et il me conseilla d'en faire autant ; je lui parlai de la punition infligée si l'on s'apercevait du méfait, mais il me répondit que si l'affaire était bien faite, l'on pourrait s'en tirer sans inconvénient. »

Nous sommes loin d'admettre le dogme de la suggestion, et pensons qu'on a singulièrement exagéré la puissance du fascinateur aussi bien que la faiblesse du fasciné ; néanmoins, dans cet esprit débile et prédisposé à satisfaire ses désirs sans s'occuper des conséquences, un pareil conseil devait porter ses fruits. Cet impulsif avéré lutta néanmoins ; toute la nuit qui suivit sa rencontre, il la passa à envisager les conséquences de l'acte qu'il projetait, la punition de trois à cinq ans de prison, le déshonneur, l'affront à sa famille, etc. La lutte dura quelques jours, mais, de même que jamais il n'avait pu, malgré les remontrances, résister au désir de jouer aux billes, de même qu'il abandonnait son poste de gardien de maison pour aller écouter les harmonies douteuses des musiciens américains, de même encore il s'empare d'une flûte laissée en consigne à un de ses camarades, qui n'en jouait pas ; devant l'instrument placé juste devant son lit par quelque hasard néfaste, il oublie tous ses raisonnements, toutes ses résolutions, il s'empare en tremblant de la flûte et de son étui, puis immédiatement il court chez le marchand de bric-à-brac, conclut son marché,

2...

donne une fausse adresse, retourne au régiment, est
puni, ce qui l'empêche de réaliser son programme jusqu'au bout, c'est-à-dire de restituer l'argent pour reprendre la flûte volée.

On est frappé, quelque incrédule qu'on soit, de l'identité absolue entre le fait raconté et le fait accompli, et si
la suggestion est à rejeter complètement quand elle veut
subjuguer un esprit sain, on doit, pensons-nous, admettre
son influence considérable, quand elle vient à agir sur
une intelligence arriérée, à impulsions, chez un homme
dont les instincts sont pervertis et qui, selon M. le
Dr Bourneville, serait atteint de kleptomanie, bien que,
ni les siens, ni le malade lui-même ne nous aient
parlé de vols antérieurs. Mais encore s'explique-t-on mal
cette perversion, cette déséquilibration chez un homme
qui n'est ni épileptique, ni hystérique, et qui ne porte
même pas les stigmates vulgaires des dégénérés.

Si pourtant nous allons au-devant de la vie propre de
F..., si nous interrogeons ses antécédents, peut-être allons-
nous y trouver les causes de cet état mental débile qu'il
a hérité de ses grands parents avec une sorte d'inéluc-
table fatalité. En effet le père accuse bien « un transport
au cerveau » à la suite duquel il est resté sourd de l'oreille
gauche, mais néanmoins il n'a jamais donné de signes
d'aliénation mentale et, d'autre part, nous sommes privés
des détails de l'acte morbide qu'il qualifie de « transport
au cerveau » et nous ne pouvons l'apprécier à sa juste
valeur.

La mère de F.., jouit également de toute sa raison. Il
a une sœur un peu nerveuse, mais qui paraît posséder
son bon sens et n'a jamais donné d'inquiétude au point
de vue mental.

Mais si nous remontons au delà des générateurs, nous

voyons la grand'mère paternelle du malade, Mme G...
(Marie) veuve..., morte aliénée à l'asile de Bron en 1886
(délire de persécutions), une tante maternelle, décédée
aliénée à l'asile de Vaucluse, enfin le grand-père paternel,
mort à Bicêtre d'une folie alcoolique.

La folie a-t-elle sauté une génération, ou les occasions
ont-elles manqué à la génération intermédiaire pour rentrer dans le domaine vésanique, nous ne saurions élucider
ce difficile problème; mais ce que nous voulons retenir
de cette triste généalogie, c'est que F..., n'eût-il pas déjà
été interné à Bicêtre pendant trois années, cette seule
funeste ascendance suffirait à un aliéniste pour affirmer
que la responsabilité de F... est fortement limitée.

Si l'on ajoute à la connaissance de ses antécédents les
certificats des Drs Garnier, Magnan, Bourneville basés
sur les faits dont nous avons longuement exposé le récit,
on arrive à cette conclusion, c'est que non seulement F...
ne saurait être regardé comme coupable, mais encore
qu'on ne le doit pas garder dans l'armée.

Si le médecin, qui a signé l'acte d'engagement de ce
malheureux, avait eu sous les yeux les pièces du procès,
il aurait certainement refusé son approbation.

En conséquence, nous estimons que F... est irrespon
sable de ses actes, ne saurait être poursuivi pour la faute
qu'il a commise et en outre qu'il doit être réformé pour
débilité mentale.

OBSERVATION VI

R..., sapeur-pompier, a déjà été traité au Val-de-Grâce,
puis interné à Charenton pour mélancolie; il est sorti de
l'asile de Charenton et a obtenu une convalescence de
deux mois; sa première entrée avait été motivée par une

tentative de suicide; R... s'était en effet jeté par la fenêtre
de la caserne et était tombé d'une hauteur de 4 mètres,
sans d'ailleurs se faire aucun mal.

La convalescence terminée, R... revient à Paris, et au
lieu de rentrer à son corps, il erre dans les rues; son attitude singulière, bizarre, attire l'attention d'un agent de
police, qui le reconduit à la caserne, ayant jugé, d'après
les quelques questions qu'il avait adressées à R..., qu'il
ne jouissait pas de la plénitude de son esprit.

Une enquête faite dans le village, où il a séjourné
pendant sa convalescence, ne révèle rien d'intéressant
sur R...; les témoignages des diverses personnes qui ont
été interrogées par les gendarmes reconnaissent que R...
est et a toujours été d'humeur fantasque; l'un des témoins
dit qu'en ces derniers temps il n'était ni plus ni moins
paresseux qu'autrefois, mais il ne semble pas avoir commis d'actes répréhensibles pendant la durée de sa convalescence.

Quand on interroge R... il ne répond que difficilement
et d'une façon peu intelligible aux questions qu'on lui
adresse, il tient obstinément les yeux fixés à terre, bal-
butie et, si l'on insiste un peu ou qu'on élève la voix, il
prend un ton larmoyant et ne tarde pas à pleurer. Il ne
peut donner aucune raison de son arrestation à Paris par
un agent de police, il aurait pourtant dit à l'agent en le
voyant s'approcher : « Vous venez pour me mettre en
prison. »

Au régiment, R... vivait isolé, ne fréquentant que peu
ou pas ses camarades, il a raconté, dans un moment
d'expansion, à un de ses compagnons qu'il était perdu,
qu'il n'avait voulu être soldat que parce qu'il espérait
trouver au régiment la guérison de sa maladie, mais que
puisqu'on n'y pouvait rien, il préférait en finir. C'est à la

suite de cette confidence qu'il a tenté de se suicider en
se jetant par la fenêtre du premier étage.

Pas de trouble du langage, ni de la sensibilité ni de la
motilité. État général bon.

La tendance aux idées tristes, la tentative de suicide,
la récidive après une guérison tout au moins apparente,
toutes ces raisons nous portent à croire que R... est
atteint de « mélancolie » et qu'il est nécessaire de le
faire interner de nouveau et de le présenter à la commission de réforme.

Dans le cas suivant il s'agit d'un homme qui n'a pas
été interné, parce que le prix demandé dépassait les
ressources des parents.

OBSERVATION VII.

B..., soldat de 2ᵉ classe au xe régiment de ligne, incorporé à compter du 14 novembre 1893 comme jeune
soldat appelé de la classe 1892, est entré dans mon service le 20 décembre 1893 afin qu'il soit statué sur son
état mental.

C'est un homme vigoureux, de haute taille, bien pro-
portionné, ne présentant aucun trouble de la sensibilité
ni de la motilité. Les réflexes sont intacts, ses pupilles
égales et mobiles aussi bien à l'influence de la lumière
qu'à celle de l'accommodation.

Toutes ses fonctions physiologiques sont normales, il
a bon appétit, ne se plaint d'aucun trouble digestif,
va régulièrement à la selle. Il dort paisiblement, ne se
plaint ni de rêves, ni de cauchemars, ne présente pas de
stigmates de syphilis ou d'alcoolisme.

L'examen de la poitrine ne révèle pas de lésions des
organes thoraciques, cœur ou poumons.

Il en est de même des viscères abdominaux, qui ne montrent aucune lésion, aucun trouble.

L'aspect de la physionomie frappe néanmoins par différents signes à noter : non seulement la face est inintelligente et bestiale, mais encore elle prend parfois un caractère de sauvagerie et de cruauté remarquables, surtout lorsqu'on refuse à B... quelque faveur ou qu'on le menace de quelque punition à l'occasion d'une faute ; les yeux sournois observent l'interlocuteur « en dessous » et en continuant à exciter ce malade il serait très facile de le pousser à des violences.

En outre, il existe une asymétrie notable de la face, le côté gauche saillant en avant beaucoup plus que le droit, strabisme facial de Lasègue, les oreilles sont énormes, écartées de la paroi cranienne, le lobule est dévié, légèrement enroulé et bien qu'il n'y ait pas de prognathisme, bien que le front ne soit pas d'une étroitesse extrême, l'ensemble de cette physionomie, si l'on y ajoute la lourdeur et l'aspect massif de la mandibule, présente un tel caractère que, montrant à un de mes collègues la photographie de B..., il n'hésitait pas un instant à reconnaître le facies d'un dégénéré. Mais pas d'anomalie des dents, ni de la luette, pas de voussure exagérée de la voûte palatine.

Si l'on interroge B..., on constate qu'il répond de façon raisonnable aux questions qu'on lui pose, mais la liaison de ses idées laisse beaucoup à désirer et il lui est impossible de parler longuement sur le même sujet sans rencontrer des lacunes ou des absences. Il ne se rend pas compte de la gravité des actes délictueux qu'il a commis ; néanmoins il nie avoir frappé son caporal, « on a fait courir des faux bruits sur lui, c'est pour une méchante bagatelle de rien qu'on l'a conduit à la salle de police, pour avoir laissé tomber la crosse de son fusil par terre. »

Puis quand il a ainsi causé de son affaire, alors survient la faiblesse des idées : « après quatre jours de prison, dit-il, j'ai été lâché et c'est depuis que je suis allé à l'hôpital pour passer au conseil de réforme, mais *ça n'a pas mordu, je ne sais pas s'il en sera de même ici*, car je m'y fais vieux, je commence à en avoir fortement assez. »

On voit par cet exemple que B... est incapable de soutenir logiquement une idée pendant quelque temps et l'on comprendrait mal un simulateur avouant « que *ça n'a pas mordu* et se demandant s'il en sera de même ici. »

Dès son arrivée au corps, B... a opposé à la bienveillance de tous ses instructeurs une inertie et une mauvaise volonté absolues. De plus, dit le rapport de son capitaine, il est dangereux pour ses camarades et ses chefs ; ses camarades sont obligés de l'habiller afin qu'il puisse être prêt pour les séances d'instruction. Encore reçoit-il fort mal les complaisances de ses compagnons, un de ses anciens veut lui apprendre à nettoyer ses chaussures, B... se met dans une fureur inconcevable, que rien ne motive, injurie celui-ci, crache à la figure de celui-là, jette sa brosse à la tête d'un autre, lance des coups de pied dans le ventre d'un soldat présent à cette scène de sauvagerie et finalement veut frapper tout le monde avec sa baïonnette.

A diverses reprises il s'est livré à de semblables excès. Pourtant ces violences ont laissé quelque peu incrédule l'officier commandant sa compagnie, car à son arrivée au corps, « B... a produit une page d'écriture sinon parfaite, du moins au-dessus de la moyenne ; lorsqu'il est attentif aux théories, il fait preuve de quelque mémoire. »

Cette faculté est en effet non seulement conservée, mais même remarquable chez B...; on sait du reste que dans l'imbécillité, cette anomalie apparente est assez fréquente.

Si nous remontons au delà de la vie militaire de B... nous allons trouver les mêmes témoignages, avec l'incrédulité, en moins, et les allures de ce malade ont toujours frappé les voisins, les parents. qui, d'un commun accord, déclarent que B... ne semble pas jouir de ses facultés intellectuelles, qu'il est presque idiot de naissance, incapable de faire un soldat. Tout jeune il était déjà méchant, violent ; un jour pour une simple observation de son instituteur, il lui jette son encrier à la tête, et ce n'est qu'en employant une extrême douceur que ses maîtres ont pu lui apprendre quelque chose, car à la moindre parole brusque il devenait furieux et violent envers eux.

Comme antécédents héréditaires, rien à signaler du côté paternel, mais du côté de la mère, on note la fréquence des convulsions chez les cousins de B..., convulsions qui ont entraîné la mort de plusieurs d'entre eux.

Enfin le médecin de sa famille, M. le Dr Gagnard qui a fourni spontanément un certificat d'imbécillité à B... raconte qu'au moment de sa naissance, B... présentait un crâne d'une petitesse anormale, puis que celui-ci s'est brusquement développé en même temps qu'éclataient des convulsions graves; ultérieurement M. le Dr Gagnard a eu plusieurs fois à traiter son jeune malade pour des accidents cérébraux, qu'il attribue à des poussées méningitiques s'accompagnant de crises épileptiformes.

De plus, à diverses reprises, B... a eu de l'incontinence passagère d'urine et pendant son séjour dans mon service cet accident s'est reproduit trois ou quatre fois.

Le professeur Charcot consulté avait conseillé l'internement de B... et c'est le prix élevé qu'on demandait dans un établissement spécial, qui a empêché les parents de se résoudre à cette mesure. Le père du malade a une certaine terreur de son fils, et le traite avec la plus grande douceur, et pourtant l'a vu se livrer à des colères d'une telle violence qu'il craignait pour sa propre vie.

Disons en terminant que comme beaucoup d'imbéciles, B... se livre à une masturbation plusieurs fois répétée dans une même journée. L'imbécillité de notre malade ne serait-elle point établie par la notoriété publique, que les symptômes que nous avons signalés suffiraient à établir la faiblesse mentale de B.., qui, en tous milieux, pourra être dangereux pour ses semblables, mais qui, dans le milieu militaire, serait redoutable et pourrait dans une de ses colères, aussi irraisonnées que violentes, se servir des armes qui lui sont confiées et causer des malheurs irréparables.

En conséquence, nous estimons que le nommé B... doit être présenté pour la réforme n° 2 comme étant atteint d'imbécillité avec cette tendance à la violence qu'on rencontre souvent chez les aliénés de ce genre.

Lettre de L. B... au médecin traitant.

« Voilà comment c'est arrivé, il m'avait mis au piquet pendant une bonne heure avec mon fusil sur l'épaule, et c'est dans un moment de colère ou que je tournais la tête que j'ai frappé la crosse de mon fusil par terre, mais je n'ai pas frappé le caporal et tout cela se sont des faux bruits, alors c'est là que l'on m'a emmené à

la salle de police pour une méchante bagatelle de rien
et de là je suis retourné à la prison dont je suis resté que
quatre jours seulement, au bout de ses quatre jours j'ai
été lâché et c'est depuis que je suis allé à l'hôpital pour
passée au conseil de réforme, mais ça n'a pas mordu,
je ne sais pas s'il en sera de même ici, car je mis fait
vieux, je commence d'en avoir fortement assez. »

Contre l'introduction de ce genre d'aliénés dans l'armée,
nous sommes maintenant armés grâce à la circulaire
ministérielle de 1897; il faudrait ajouter une pénalité
contre les parents qui cacheraient, comme cela a eu lieu
dans le cas de F..., que leur enfant a été interné dans un
asile, ou qu'il aurait dû l'être comme dans l'observation
de B...

Les incorrigibles.

Si nous passons maintenant à la catégorie des hommes,
dits incorrigibles, et dont on espère réduire l'indiscipline, le mauvais caractère, par les rigueurs de la vie
militaire, nous allons encore ici voir combien rarement
ce but est atteint et, combien fréquemment, au contraire,
le mal est exagéré. Cette thérapeutique singulière pourrait sans un examen attentif avoir des conséquences dé-
sastreuses pour ces mentaux, méconnus et qualifiés de
mauvais sujets, d'incorrigibles.

Observation VIII

Le nommé L. (M.), né le 20 avril 1872, à X..., engagé
volontaire du 9 janvier 1893, au xe de ligne, est entré
dans mon service le X 1893, pour y être observé au
point de vue des troubles mentaux.

C'est un homme assez vigoureux, bien qu'un peu mou,

de taille au-dessus de la moyenne, bien constitué, ne présentant aucune infirmité apparente, de tempérament lymphatique. La plupart de ses dents sont mauvaises, à peine en a-t-il quatre ou cinq encore intactes. L'ogive de la voûte palatine n'est pas exagérée.

La physionomie niaise exprime presque constamment l'étonnement, les sourcils soulevés, les rides bilatérales du front augmentent encore cet aspect niais qui atteint son summum lorsqu'on parvient à faire rire ou sourire L... Le lobule des oreilles est mal détaché, adhérent à la peau de la paroi crânienne, mais les pavillons eux-mêmes sont bien conformés et ne sont atteints ni de nanisme, ni d'hypertrophie. Il existe peut-être un peu d'asymétrie faciale, le côté gauche semblant plus développé que le droit.

Aucun trouble de la sensibilité, de la motilité, des réflexes. Les pupilles sont égales et sensibles aussi bien à la lumière qu'à l'accommodation.

Toutes les fonctions organiques sont normales, l'appétit est conservé, sans être actuellement exagéré, la digestion régulière, les selles journalières. Rien à signaler aux poumons, au cœur, aux viscères abdominaux ; organes génitaux sans lésions, ni trop volumineux, ni trop petits.

Aucun stigmate de syphilis ou d'alcoolisme.

Quelques ganglions cervicaux qu'explique le lymphatisme de L..., qui n'accuse aucune maladie antérieure.

Comme antécédents héréditaires, nous ne trouvons rien à signaler, le père et la mère de L... vivent encore, sont en bonne santé, n'ont jamais présenté de troubles menaux.

Il a une sœur et un frère également bien portants. Rien parmi les collatéraux qui puisse faire songer à une folie héréditaire.

Avant son incorporation, il avait présenté des troubles spéciaux, qui avaient attiré l'attention de ses amis, de ses proches, de ses parents. Ceux-ci, comme il arrive trop souvent, avaient plutôt caché l'état de leur fils, pensant que l'âge calmerait la violence de ses accès de colère, colères d'ailleurs non motivées.

Pendant ces sortes d'accès, L... menaçait son père, sa mère, avait à diverses reprises voulu les frapper, leur lançant à la tête des couverts et forçant une fois son père affolé à se réfugier chez des voisins.

Il y a peu de temps, le jour de la fête de son père, il s'approchait de celui-ci, l'embrassait avec effusion, lui présentait des souhaits aimables avec une lucidité, qui surprenait heureusement toute la famille, puis quelques instants après s'étant assis, il veut frapper son père avec un couteau de table dont il vient de s'emparer.

Il est resté neuf ans en pension, et pourtant ses connaissances sont rudimentaires, à peine met-il l'orthographe ; quant au français, il l'écrit comme un véritable illettré.

A dix-sept ans, on essaie de le mettre dans le commerce, un courtier en épicerie tente de lui apprendre sa profession, mais bientôt il y renonce, non qu'il ait à se plaindre de la conduite de son employé, mais « parce qu'il oubliait tout, qu'il avait des absences. »

L... a dû être enfermé dans un asile, mais on l'aurait refusé, paraît-il, faute de pièces.

Il rentre chez ses parents après son infructueux essai de travail, il continue à désoler sa famille plus par ses violences que par son incapacité ; c'est alors que, bien imprudemment, un médecin aurait, dit le père de L..., conseillé l'entrée dans l'armée, espérant, mais combien à tort, modifier ainsi le caractère de cet incapable et coléreux jeune homme.

Cette mesure inconsidérée ne devait point tarder à amener de fâcheuses conséquences.

Peu après son arrivée au corps, chacun constate la débilité mentale de L..., officiers, sous-officiers et soldats; ses camarades le disent déséquilibré, ne possédant pas ses facultés, ses chefs le dépeignent comme un violent, négligent dans sa tenue, n'exécutant les commandements que par imitation. Son capitaine affirme « qu'il serait dangereux de le faire tirer à la cible », qu'il n'a rien appris, qu'il refuse d'obéir. Son unique préoccupation, ajoute-t-il, est de manger et de se faire porter malade.

A trois reprises, il entre à l'hôpital, une première fois à Rouen, où il reste peu de temps, puis il est envoyé en observation à l'hôpital de Vincennes, où il ne demeure que neuf jours, mais sort avec une convalescence de deux mois; enfin le 10 juin il est de nouveau transféré à l'hôpital de Vincennes, avec, paraît-il (pièces communiquées), le diagnostic : « Débilité mentale et folie simulée. »

Il sort le 15 août, la commission de réforme ayant demandé un supplément d'enquête de la gendarmerie, il revient à sa compagnie et les observations nouvelles ne sont que la confirmation des notes antérieures : punitions nombreuses pour inattention, mauvais état de ses habits, pour perte de ses épaulettes, etc.

On remarque qu'il mange beaucoup, ne s'enivre jamais, et sort toujours seul.

Outre cette tendance à s'isoler, il présente d'autres symptômes de délire des persécutions.

« On me fait de la misère à la chambrée », affirme-t-il.

Ce seul symptôme ne suffirait pas d'ailleurs pour établir ce diagnostic « délire des persécutions », car il est évident que cet imbécile, placé dans le milieu militaire

si peu indulgent aux faibles d'esprit, devait être en butte
aux railleries, aux mauvaises plaisanteries, aux brimades
de ses camarades. Un jour il se présente au sergent de
garde pour sortir en ville avec son sac soigneusement
astiqué. Il est inutile d'insister davantage pour montrer
les mille petites misères qu'a dû endurer le trop naïf L...
de la part de ses camarades aussi cruels que des enfants.
Antérieurement, il avait été se plaindre à la gendarmerie
que son père le piquait et le frappait.

Mais à ce régime, cette intelligence précaire va sombrer. L... n'a plus autour de lui les soins, les constantes
précautions de ses parents pour ne pas l'irriter, et le
2 décembre 1893, à l'ordre de son caporal, qui lui com-
mande de faire son lit, il répond par des injures, refuse
d'obéir, et le caporal insistant, il se livre à des voies de
fait envers son supérieur, lui donne des coups de poing
et s'efforce dans sa fureur de lui lancer des coups de pied
dans le ventre. Il ignore sa faute : « Je me suis battu
avec un élève caporal. » Cela lui paraît tout simple et
n'est pour lui qu'un acte ordinaire de la vie. Il avoue
avoir refusé d'obéir, puis, ajoute-t-il, « nous sommes
restés tranquilles quelque temps, puis nous nous sommes
rennuyés, sur ce, je lui ai donné un coup de pied qui l'a
blessé ».

Quant à la fin de son odyssée, il la raconte tout aussi
tranquillement. « J'ai été enfermé pendant quelque temps
à la salle de police, de là j'ai été monté à une salle de
police plus suffisante, j'en suis sorti pour aller à Cherche-
Midi, de là je suis venu ce matin au Val-de-Grâce pour
me faire soigner. »

A diverses reprises, nous avons cherché à lui inspirer
soit le regret des actes commis, soit la terreur du châtiment, mais il ne regrette rien.

« Pourquoi le caporal m'a-t-il ennuyé », riposte-t-il; quant à la peine de mort inscrite dans le code militaire comme devant atteindre quiconque frappe son supérieur, cet appel au châtiment n'éveille aucune frayeur, mais seulement ce sourire béatement niais sur lequel déjà nous avons attiré l'attention.

La mémoire de L... présente de nombreuses lacunes. La phrase : « Je ne sais plus au juste » revient fréquemment sur ses lèvres. Son père vient le voir, et le lendemain il lui écrit pour lui dire qu'il a oublié de lui demander des nouvelles de tout le monde. « Tu me l'écriras, si tu m'écris, ou quand tu viendras me voir tu me le diras.»

Il m'adresse une lettre où il me dit qu'il sera probablement réformé, et qu'alors il retournera à la maison.

Mais pendant plus de quinze jours que nous avons observé L..., causant avec lui chaque matin, l'observant dans son cabanon, jamais nous n'avons eu à constater de colère, c'est un végétatif qui n'est violent que lorsqu'on l'irrite ou le contrarie. Il reste des jours sans parler, se promène à peine malgré la permission qui lui a été accordée.

Terminons, en rappelant que deux médecins, dont l'un, médecin d'un important asile départemental, ont porté déjà le diagnostic : « Imbécillité morale. » C'est là, en effet, le nom de l'affection mentale dont est atteint L..., affection qui lui enlève toute responsabilité et le rend en outre absolument impropre à servir, la vie dans le milieu militaire, si fécond en émotions de tous genres, ne pouvant qu'aggraver son état mental et porter ce faible d'esprit à commettre des actes de violence, qui pourraient avoir les plus fâcheuses conséquences, pour ses camarades aussi bien que pour ses supérieurs.

Lettre de L... au médecin traitant.

« P..., le   février 1894.

« Monsieur le Major,

« Si j'étais fusillé, je serais placé devant un poteau d'exécution par les ordres du général du régiment où je me trouve, le régiment du 102ᵉ, caserné à l'école supérieure de guerre je serais dirigé hors de mes prisons, placé soit dans ma caserne ou plutôt dans la cour de ma caserne sur le devant de la cour ou bien sur une place quelconque suffisante de la ville de Paris. Je serais dirigé par un régiment quelconque ou bien par le mien qui s'appelle le régiment du 102ᵉ. Donc je serais dirigé par le régiment du 102ᵉ qui me conduirait devant un poteau d'exécution placé dans la cour de la caserne du régiment composé du général de tous les principaux supérieurs officiers sous-officiers ; Les chefs et tous les soldats au moment ou l'action se passe dans la caserne de préférence à l'école militaire ou supérieure de guerre située rue de Lowendal je serais attaché les mains liées derrière le dos ou par devant sur l'estomac, dirigé devant tous mes camarades tous les soldats qui seraient allignés tous en ordre sur plusieurs rangs ou deux rangs peut-être ou tout simplement je resterais tranquille à ma place alors les officiers placés à une certaine distance à peu près de tous les côtés, dans tous les cas environ à une distance de moi-même. Les chefs se metteraient à faire résonner le tambour et la musique environ 5 et 6 tambours et trompettes bien entendu la musique reste en même temps que le régiment au milieu de la cour ; où elle se dirige tout autour en silence du régiment. Les chefs de nouveau crient de porter les armes sous les ordres du général et des supérieurs qui s'y trouvent rangés quelquefois sur une estrade ou bien assis supérieurement Ou bien alors tout se passe en silence Les officiers commandent surtout quand tous les régiments peuvent s'y trouver ; la cavalerie fait faire place, un peloton de cavalerie de 5 à 6 chevaux devant la caserne de l'école supérieure de guerre les autres sont rangés en lignes dans la caserne même de l'école supérieure de guerre vis à vis des soldats qui le sont de la même manière. Tout alors la musique militaire les piétons et la cavalerie portent les armes commandées par les principaux supérieurs chefs et autres. La musique joue d'abord en même temps puis les 5 à 6 tambours et trompettes il n'y a que quand la musique s'y trouve que en général tout cela se passe. Si ça n'était qu'en temps ordinaire les officiers ou plutôt les chefs crient à une douzaine de soldats placés dans le milieu de la cour, placés devant moi plus souvent sans poteau de faire feu alors l'on s'assure si je suis mort et où l'on m'enlève d'au milieu d'eux pour procéder à l'ensevelissement du corps.

« M. L. »

Les Alcooliques.

Nous donnons également ici l'observation d'un alcoolique dipsomane, qui, après une tentative d'homicide, est poussé par sa famille à s'engager. Les renseignements manquant absolument, je pris moi-même cet homme comme engagé dans mon régiment, où il eut la courte mais significative odyssée, dont on va lire le récit, et qui faillit se terminer d'une façon tragique.

Observation IX

D..., engagé volontaire au xe régiment d'infanterie, est un homme d'apparence robuste, mais dont néanmoins l'embonpoint est de mauvais aloi ; son teint est blafard ; D... est trop gras pour un homme de dix-huit ans ; il a le regard fuyant, un peu vague des alcooliques, bien que beaucoup de stigmates de l'éthylisme n'existent pas chez lui : tremblements, dyspepsie, insomnie. D'autre part, ses nuits sont troublées par des rêves tristes, presque toujours professionnels et souvent terrifiants ; il revoit les actes coupables qu'il a commis, ou aperçoit souvent des animaux le poursuivant ; il a des artères un peu dures.

Ces caractères confirment d'ailleurs l'aveu qu'il fait lui-même de ses habitudes alcooliques.

Taciturne, peu communicatif, ce n'est que peu à peu et après avoir causé doucement avec D... à diverses reprises, que j'ai obtenu des renseignements plus précis sur son existence antérieure et sur les causes de son engagement.

Il ne semble pas être un mauvais sujet, car il a été, affirme-t-il (vérification corroborante), employé pendant cinq années dans la même maison (imprimerie) ; mais depuis trois ans il se livre à l'alcoolisme, dans sa forme la plus déprimante et la plus toxique : l'eau-de-vie plus ou moins frelatée.

Son père, emballeur de son état, resté longtemps sobre, est aussi un alcoolique, actuellement incapable de se livrer à une occupation quelconque ; il n'a que cinquante-cinq ans.

D..., un jour récent, sous l'influence du délire alcoolique, mais n'étant pas ivre, achète un revolver et des balles, puis sans raison, sans haine, ni colère, il va tirer à bout portant sur un de ses frères, que fort heureusement il manqua.

Pris de remords à la suite de cet acte inexplicable, sentant, dit-il, « qu'il n'était pas convenable qu'il continuât à vivre avec son frère qui lui avait pardonné, D..., poussé par sa famille, s'engage dans un régiment d'une ville voisine de son habituel séjour.

Depuis son arrivée au régiment, le souvenir de l'acte criminel et insensé qu'il a commis le poursuit sans cesse, et il explique ainsi sa taciturnité, son amour de la solitude.

A la vérité, D... a toujours fui la société de ses semblables, il manquait même, m'écrit un de ses frères, de propreté, de goût pour la toilette, et « ne cherchait aucun des agréments de son âge ».

D... semble être de plus atteint de dipsomanie. « Dès que l'envie de boire me prend, dit-il, je ne puis m'en empêcher, et si j'ai de l'argent, je le dépense à acheter de l'eau-de-vie. »

C'est ainsi que lors de sa dernière crise, il a commencé par absorber un demi-litre d'eau-de-vie, puis ensuite a couru seul, de cabaret en cabaret, absorbant sa liqueur favorite, jusqu'à ce qu'il soit ivre-mort; il a alors roulé dans un fossé bourbeux, où il passa la nuit ; il en sortit le lendemain matin, inconscient, oubliant ce qui s'était passé et rencontré, souillé de boue, sans arme, par un officier, il fut ramené au corps et mis en prison.

Une fois déjà, il avait déserté sous l'influence de l'ivresse, mais à son réveil s'était rendu assez tôt pour n'être pas condamné.

D... semble bien être la proie d'impulsions morbides, car il ne peut expliquer la cause de sa désertion, pas plus au reste que celle de son retour. Il paraît avoir le plus grand remords de ses actes, promet de ne plus boire, comprenant que sous l'influence de l'alcool, il peut commettre, il commettra des actes que la loi militaire châtiera de façon sévère. Il raconte toutes ces choses, délit et remords, de la même voix monotone, morte, avec toujours ce regard atone, terne, fixé à terre; ne cherchant pas à commenter, à justifier ses actes délictueux.

Tout en reconnaissant l'étendue de ses fautes, de son crime, tout en les regrettant, il dit n'avoir pu s'empêcher d'agir ainsi, et il reste stupide quand, insistant sur sa tentative de meurtre, de fratricide, je lui demande quelles raisons, de si minime valeur qu'elles puissent être, l'ont poussé à commettre cet acte.

Bien que par expérience, nous sachions le cas à faire des promesses de semblables malades, nous nous laissons aller à la tentation de sauver ce malheureux, nous le faisons surveiller attentivement dans sa compagnie, nous lui conseillons de se choisir un camarade, nous engageons ses parents à ne pas lui donner d'argent, ou du moins à le remettre à son capitaine, qui ne lui distribuera que par portions très minimes; nous l'engageons, quand il se sentira pris par le vertige de l'alcool, à venir nous trouver, etc.

Nous faisons prévoir à ses supérieurs qu'un accident est à redouter : le suicide auquel aboutissent assez souvent les alcooliques, les dipsomanes, quand leur abrutissement n'est pas tel que les remords soient absolument éteints chez eux.

Moins de quinze jours après ma dernière entrevue avec D..., on m'appelle pour un homme qui venait de tenter de se suicider avec son fusil, mais qui avait échoué par suite du calibre différent de sa balle et de son fusil, puis,

·quelques heures après cette tentative avortée, le même homme avait été arraché d'une fenêtre par un camarade rentrant par hasard dans la chambre d'ordinaire, déserte à cette heure.

On me présente ce malheureux, qui n'était autre que D..., lequel m'avoue qu'il aime mieux en finir avec la vie, que la pensée d'avoir voulu assassiner son frère lui rend l'existence insupportable, etc. Et pourtant depuis sa dernière fugue, il n'a plus bu, n'a donné lieu à aucun reproche; seule son humeur sombre a persisté, malgré les avances de ses camarades.

Je fais enfermer D... à l'hôpital avec surveillance constante, et le fais réformer.

Voici donc à quoi devait aboutir l'engagement considéré par la famille « comme une mesure assagissante. » Encore faut-il se féliciter que ce malade ait porté son attention morbide sur le suicide au lieu de l'homicide.

Nous citerons encore parmi les méconnus les observations suivantes.

Enfin, pour terminer, nous rapporterons longuement l'observation d'un impulsif ambulatoire, et brièvement celle d'un individu paraissant avoir éprouvé des troubles cérébraux consécutifs à une fièvre typhoïde.

OBSERVATION X

Le nommé C..., en prévention de conseil de guerre pour refus d'obéissance, est soumis à mon examen, afin de savoir s'il est responsable de ses actes.

Si nous examinons la vie militaire de C..., nous voyons que du 12 décembre 1892 au 24 décembre de l'année suivante, il a subi 68 jours de consigne, 155 jours de salle de police, 61 jours de prison et 16 jours de cellule, au total 300 jours de punition, c'est-à-dire presque autant que de jours de présence.

La malpropreté et l'indifférence jouent les rôles principaux dans ses punitions; il lave ses assiettes aux auges des chevaux, il a des effets malpropres, il tient mal son écurie, ses vêtements, il perd ses affaires, son nécessaire d'armes, son étui porte-avoine, ses effets de linge; puis il se fait porter malade, n'est pas reconnu, retourne à la visite malgré les punitions avec une obstination, un entêtement morbide.

Avant son entrée dans l'armée, nous allons retrouver les mêmes défauts; néanmoins, dans le village où il vivait, C... jouissait de l'estime publique; vu sa conduite irréprochable, il aidait sa mère à vivre, elle et ses six enfants, nous dit le maire de sa commune, le père ayant abandonné sa famille et ne s'étant jamais occupé de ses enfants.

Mais tout le monde dans son pays, amis, maîtres et le maire lui-même, reconnaissent que C... dit M... ne jouissait pas de ses facultés intellectuelles.

M. L..., propriétaire, adjoint au maire, chez lequel C... a travaillé, constate qu'il était honnête, bon ouvrier, mais que « dans ses moments d'hallucination, il était impossible de le faire travailler, il s'asseyait malgré mes observations, en me priant de le laisser tranquille, et ne reprenait son travail que ses troubles passés, lesquels lui duraient plusieurs jours. »

On comprend que dans l'armée ces allures ne pouvaient être supportées, et l'indulgence possible dans la vie civile devenait inadmissible au régiment.

Aussi, pensons-nous que la vie militaire a beaucoup contribué à exagérer l'état de déséquilibration mentale de C...

Il a dû avoir à un moment de son existence des hallucinations terrifiantes; à diverses reprises, à un de ses
maîtres chez lequel il est resté deux ans, il a refusé d'aller coucher à l'écurie, parce que, disait-il, des personnes
venaient pour l'assommer; néanmoins, ajoute ce cultivateur, il avait une conduite irréprochable.

Par moments, dit P..., un autre cultivateur, il avait des
troubles cérébraux, et pendant la durée de ces troubles,
si on lui commandait quelque chose, il répondait : « Si
je veux. »

M. D... nous raconte que C... était, par ses manières
originales, la risée de tous ses camarades, qu'il était têtu,
mais néanmoins bon ouvrier, etc.

Nous voyons donc que dans son régiment, C... a toujours eu la conduite qu'il avait tenue antérieurement à
son incorporation, et il a certainement fallu une grande
indulgence, mêlée de quelque pitié, pour ne pas avoir
trouvé motif à une comparution plus précoce devant
le conseil de guerre.

Il est d'ailleurs peu conscient de la gravité de son cas,
comme le montre la lettre suivante qu'il m'écrivait de
l'hôpital.

Quant aux antécédents héréditaires de C..., nous n'a-
vons que peu de renseignements, ses autres frères et
sœurs plus jeunes que lui, sauf un, semblent n'être pas
atteints des mêmes troubles mentaux. Mais le père
a subi diverses condamnations et est un alcoolique
avéré.

Les résultats fournis par l'enquête, la conduite de C...,
à son régiment, l'observation prolongée que nous avons
fait subir à ce malade, tout nous confirme dans cette opinion que C..., dit M..., ne jouit pas de la plénitude de
ses facultés, c'était un arriéré, un faible d'esprit, il est

devenu aujourd'hui presque un dément. S'il y avait une étiquette nosologique plus précise à donner à ce genre de délire, nous dirions : Mélancolie avec stupeur et tendance au marasme. Déjà la santé de C... s'est altérée pendant son séjour à l'hôpital, et il est à craindre que des accidents sérieux ne résultent dans un avenir plus ou moins prochain de l'état de cachexie dans lequel il se trouve actuellement.

En conséquence estimons que le nommé C... doit être transféré dans un asile spécialement destiné aux aliénés afin d'y recevoir les soins que comporte son état.

Lettre de C... au médecin traitant.

Paris, le 17 février 1894.

« Monsieur le majore je ne gront à vous metre si jé pasé aux conseille de geurre ces pour avoire vu trois cents joure de punisions mes pour le refut gauré petre eté aquité mes parseque genété pas acés fore pour faire mon servise et ces ce qui me faisait punire et si je forcé à bien monté cheval cette pour avoire une permision que mon père nécrive qui né té pas conton à moi et qui onvoyei pas dargens rapore que le jour que je suis parti de ché mous, je né pas ou le temps di séré la mun et si vous pouvé mon voyei on convalésance et jauré le temps de voire me parent Monsieur Le Majore jeu me suis toujoure biem contuié juqua leurre de muntens. Monsieur Le Majore voila tous ce que jé à vous metre poure le moment. »

« E. C... »

OBSERVATION XI.

Le nommé B... a été soumis à mon observation comme soupçonné de simulation : voici le rapport rédigé à son sujet :

« Aucun des actes commis par le soldat B... ne nécessite assez de raisonnement, assez de suite dans l'association des idées pour être la preuve manifeste d'un travail intellectuel incompatible avec une extrême faiblesse mentale.

« Si l'examen, que je viens de rapporter avec des détails que nécessite une question aussi grave et plus difficile qu'on a pu le croire *a priori*, permet d'affirmer que le nommé B..., n'est ni un dément, ni un délirant, ni un mélancolique, ni un idiot dans le sens propre du mot, on ne peut pas, en l'absence de faits positifs, affirmer que les antécédents héréditaires et personnels de cet homme, certifiés, par les enquêtes, ne créent pas pour lui une certaine débilité mentale dont il faut peut-être tenir compte au point de vue de la responsabilité.

« Pour ma part, je ne me crois pas autorisé, ayant de grands soupçons sur l'exagération des actes du soldat B..., à déclarer positivement que ce n'est pas un faible d'esprit. »

Telles sont les conclusions du rapport que M. le médecin principal, H... a établi au sujet du soldat B... en demandant son évacuation sur le Val-de-Grâce.

« Il est difficile, avait dit avant lui le capitaine de la compagnie du soldat B... de se prononcer d'une façon absolue sur l'état mental du soldat B... ; certains faits indiquent que cet homme est conscient ; d'autres, au contraire, s'ils ne sont pas *voulus*, sont d'un *insensé ou plutôt d'un idiot.*

Ces deux rapports, l'un établi par un officier étranger à la médecine, l'autre par un médecin habile, présentent des analogies telles que l'esprit le plus prévenu en faveur de la simulation est singulièrement ébranlé.

B..., en effet, montre un mélange d'actes, les uns conscients, ayant presque un but, les autres au contraire et de beaucoup les plus fréquents étant ceux d'un véritable idiot.

Ce malade n'a ni illusion, ni hallucination, ni idée fixe, ni délire de raisonnement, mais encore faut-il être réservé sur ce point, car son mutisme presque constant rend fort difficiles les interrogations concernant les phénomènes subjectifs. Actuellement du moins, il ne faut pas compter avoir une conversation de quelque suite avec B..., on ne peut pas dire qu'il simule le mutisme, car un jour il parle, puis s'enferme pendant deux ou trois jours dans un silence absolu dont rien, douceur, ni menace, ni promesse ne sauraient le faire sortir.

Sa physionomie est absolument inintelligible et sournoise, il a les allures d'un homme, qui, depuis plusieurs mois, est en butte à des examens répétés dans lesquels on cherche à le surprendre et je suis convaincu qu'actuellement, s'il ne parle pas, c'est qu'il a assez d'intelligence pour comprendre que peut-être ses paroles vont lui attirer des reproches ou des douches.

Il a une sorte de tic qui a été signalé dans tous les rapports antérieurs, et qui consiste à balancer la tête horizontalement; tantôt il reste une journée sans avoir ce tic, tantôt au contraire il remuera la tête constamment, qu'on soit présent ou absent; l'observation à travers les grillages de sa cellule a permis de constater le fait.

B... refuse tout aliment; les quatre premiers jours de son arrivée, il n'a absolument rien ingéré, ni aliments,

ni boisson ; la menace de la sonde œsophagienne ne l'a
pas décidé davantage et il a fallu le camisoler pour ne
pas le laisser mourir de faim ; puis tout à coup il y a
quelques jours, on a pu le voir manger gloutonnement
sa soupe, y prenant à pleines mains le pain et dévorant
sa nourriture comme un animal. Les jours suivants il a
fallu néanmoins le gaver, car il ne prenait ni viande, ni
légumes.

Il a pourtant une profonde terreur de la sonde œsophagienne, et quand on lui parle de cet instrument, il montre
très bien qu'il comprend et il s'empresse de se serrer
énergiquement le nez avec les doigts, en même temps
qu'il ferme les yeux et la bouche.

La douche également lui inspire une irrésistible terreur ;
il faut presque le porter dans la salle des douches et
comme on ne peut le maintenir sous la douche en pluie,
on lui donne la douche en jet brisé ; mais là encore se
montre bien la faiblesse d'esprit de B...

En effet, B... poursuivi par le jet d'eau du doucheur,
erre dans la salle en se cognant aux murs, s'arrête, reprend sa course, mais pas un instant ne songe à s'enfuir
par les portes que j'avais avec intention laissées ouvertes.
Il donne tout à fait l'illusion de ces papillons nocturnes,
qui, entrés par une fenêtre le soir et surpris par la lumière,
viennent cogner à toutes les vitres sans jamais songer à
reprendre le chemin qui les a conduits dans la chambre
où ils sont prisonniers.

B... présente d'autres symptômes assez fréquents chez
les idiots ou les imbéciles : il se livre à une masturbation
répétée, fait souvent son lit et passe presque toutes ses
nuits couché sur le plancher. Fréquemment il se met complètement nu, passe des heures à boutonner et à débou-
tonner ses vêtements.

De plus, il porte certains stigmates qui, isolés, pour-- raient n'avoir que peu de valeur, mais qui, joints aux symptômes précités, en prennent une assez considérable.

Il est, en effet, légèrement prognathe et son maxillaire inférieur dévie du côté droit, ses pupilles sont paresseuses et presque toujours légèrement dilatées; cependant ses oreilles sont bien conformées, assez bien ourlées, atta- chées au crâne d'une façon normale, ses organes génitaux sont de dimension ordinaire, pas de rachitisme, pas d'asymétrie de la face, mais peut-être un léger degré de strabisme non permanent; la main n'est point celle de l'idiot, la voûte palatine ne présente pas une ogive exa- gérée, et il n'existe aucun trouble de la motilité, ni de la sensibilité. Quant aux sens spéciaux, aussi bien que les réflexes, leur étude est fort difficile pour ne pas dire impossible, car actuellement tout interrogatoire un peu suivi est inutile à tenter.

Il semble même que l'état de B... se soit aggravé, car entre la description de l'interrogatoire présenté par M. le médecin principal H... et celui qu'on pourrait obtenir, il y a une différence considérable et il ne serait pas surpre- nant que B... fût en passe de verser dans l'aliénation mentale vraie.

Je crois, comme M. le médecin principal H..., que B... jouit pourtant encore d'assez de facultés mentales pour exagérer certains symptômes; faut-il pour cela prononcer le mot de simulation?

Je ne le pense pas, et simulât-il, B... simulerait comme un idiot, c'est-à-dire d'une façon incohérente, trop stu- pide pour pouvoir espérer prendre qui que ce soit. On ne doit d'ailleurs pas oublier que tout récemment encore on a signalé des aliénés simulateurs, sans parler des simulateurs classiques, des hystériques.

Si nous ajoutons à nos observations :

1º Les témoignages nombreux et désintéressés des camarades, des maîtres, des voisins, des concitoyens de B... et l'enquête de la gendarmerie.

2º Les faits d'hérédité suivants :

A. Un frère paralysé depuis l'âge de deux ans.

B. Un cousin et un oncle idiots.

C. Une tante morte aliéné ;

3º Un traumatisme reçu à l'âge de treize ou quatorze ans et qui a paru aggraver les signes de débilité mentale déjà remarqués antérieurement, car de l'aveu de tous les certifiants, B..., semble avoir subi une déchéance intellectuelle plus considérable depuis l'âge de quinze ans, nous arrivons aux conclusions suivantes suivantes :

B..., s'il n'est un idiot, ni un imbécile, est tout au moins un *faible d'esprit*, et il faudrait inventer cette division nosologique si Morel ne l'avait antérieurement établie.

La difficulté du diagnostic repose sur ce fait que chaque idiot, comme l'a dit Spilmann, représente un type spécial et mérite d'être étudié séparément. Toutefois nous croyons que la débilité mentale de B... a dû beaucoup s'aggraver depuis quelque temps et, repoussant l'idée de simulation, nous déclarons que B... doit être présenté à la réforme.

OBSERVATION XII.

Le nommé C..., âgé de dix-neuf ans, engagé volontaire, prévenu de désertion, est entré dans mon service afin d'y être soumis à mon examen médical, dans le but de fournir un rapport, demandé par le conseil de guerre, sur ses facultés mentales.

C'est un garçon d'apparence robuste, bien conformé, ne présentant aucune infirmité, aucune difformité apparente. Son visage intelligent indique néanmoins une certaine tendance à la tristesse et quand nous l'étudierons plus en détail, nous verrons s'accentuer ce caractère mélancolique, sur la trace duquel nous avons été conduit par l'examen de sa physionomie.

Si on interroge C... sur le fait de désertion qui lui est reproché, il répond très catégoriquement et sans chercher en rien à pallier sa faute. Il a quitté le régiment, dit-il, parce qu'il craignait de ne point passer caporal, ce qui lui aurait valu de sévères réprimandes de son père. Il a pris très brusquement cette détermination, le lendemain du jour où son capitaine lui avait fait de légers reproches au sujet de réponses peu satisfaisantes à diverses questions qui lui avaient été posées.

Pourtant, il a pu hésiter un instant, il a confié ses ennuis à un camarade, qui en plaisantant lui a répondu : « Désertons tous les deux et partons pour Chicago. »

Une heure après, C... quittait la caserne pour n'y plus revenir. Il se savait coupable, il comprenait qu'il allait commettre une mauvaise action, il raisonnait sa faute; il n'a donc point obéi à une de ces impulsions irrésistibles que le professeur Charcot a si bien décrites sous la rubrique : *Automatisme ambulatoire.*

Il est parti pour C..., en Belgique, mais c'est après mûre délibération qu'il a choisi ce pays, cette ville ; c'est en effet la proximité de la frontière belge qui l'a tenté et en outre il ne possédait pas un capital suffisant pour lui permettre d'aller plus loin.

Arrivé en Belgique, C... n'a pas tardé à comprendre la grandeur de sa faute et, après environ un mois de séjour à l'étranger, il s'est décidé à se constituer prisonnier aussi brusquement qu'il avait pris antérieurement la résolution de déserter.

Tels sont les faits brutaux.

Si l'on étudie C... attentivement, on ne constate dans sa conversation, qui dénote d'ailleurs une notable culture d'esprit, et une certaine intelligence, aucune idée déli- rante ; il n'a et n'a jamais eu d'hallucinations ni de la vue, ni de l'ouïe, il ne présente ni manie des grandeurs, ni manie des persécutions ; il n'allègue aucune raison plausible, sérieuse, pour expliquer sa fugue incompréhensible à tant d'égards.

A première vue donc, et si nos investigations n'étaient poussées plus avant, nous aurions tendance à envoyer C... devant le conseil de guerre en lui laissant toute la responsabilité de sa faute.

Mais une première singularité nous a frappé dans son interrogatoire ; c'est l'*absence de motifs* qui ont déter- miné C... à déserter. Il n'était sous le coup ni d'une puni- tion sévère, ni d'une accusation grave, il n'était pas en état d'ivresse, c'est un sobre, nous a révélé l'enquête ; malgré l'axiome policier, nous ne trouvons pas de femme dans son histoire ; il n'avait pas de dettes, ses supérieurs lui étaient tous favorables, c'était un sujet à pousser et chacun faisait rejaillir sur lui l'estime qu'on portait à son père, officier en retraite.

Depuis sept mois qu'il était engagé, ce jeune soldat n'avait encouru aucune punition, dans quelques jours il allait passer caporal.

Donc aucun motif, si ce n'est de très légers reproches adressées par le capitaine, qui lui-même nous a affirmé et sa bienveillance pour C... et la bénignité de ses reproches.

Le lendemain de son entrée à l'hôpital, C... avait encore attiré notre attention dans une circonstance toute fortuite : Il avait un panaris du médius droit, et le soir, on dut appeler le médecin de garde parce que la douleur avait occasionné chez C... une véritable crise nerveuse, qui dura un certain temps, s'accompagna de larmes abondantes, et qu'il fallut calmer par une injection de morphine.

Le lendemain à la visite, nous ouvrions le panaris de C..., mon malade ne se plaignit pas un instant, il supporta valeureusement deux coups de bistouri assurément très douloureux. Cette pusillanimité de la veille contraste singulièrement avec cette attitude courageuse du lendemain et ces alternatives de stoïcisme et de faiblesse devant la douleur ne doivent pas nous laisser indifférent.

C... nous raconte à ce sujet qu'il a eu parfois à propos de causes banales « comme des attaques légères ». Fouillant alors son passé et contrôlant les écrits qu'il nous a faits, nous voyons s'éclairer singulièrement l'état mental de notre malade. C... a toujours été d'un naturel très doux, mais il était sujet de temps à autre à des colères d'une violence exceptionnelle pour des motifs d'une futilité notoire. L'enquête nous révèle qu'un jour à propos d'un chien, il s'emporta si violemment contre son père (et pourtant il le craint beaucoup) que des voisins durent intervenir.

Dans une autre circonstance et pour une raison aussi banale, il menaça sa mère avec un revolver.

Il y a là évidemment des indices d'une irritabilité morbide qui n'est pas à négliger dans l'étude des anamnestiques.

Mais des faits plus graves encore viennent se révéler à nous dans les antécédents personnels de C... ; il y a un an environ, il était dans une maison de commerce, on était satisfait de son travail, lorsque tout à coup, à la suite d'une réprimande légère, il part à Marseille et de là écrit à sa famille qu'il va en Algérie.

Il rentre peu de temps après en France mais, il faut noter ce détail, il refuse l'argent que son père voulait lui faire remettre par le colonel de gendarmerie d'Alger et manifeste son humeur errante en revenant à pied de Marseille à N...

Avançons encore dans le passé de C... et nous le voyons à l'âge de quinze ans, alors qu'il suivait les cours de l'École Arago, faire une fugue à peu près identique, mais plus extraordinaire encore : un matin, il part avec sa serviette remplie de livres et de cahiers et au lieu de s'en aller en classe, il va droit devant lui, traverse des bois et des champs, et le soir se trouvant à sept ou huit lieues de Paris, sans argent, sans ressource, n'ayant pas mangé, incapable de retrouver son chemin, il est réduit à passer la nuit dans une meule de paille. Ce n'est que le lendemain, qu'il rentre chez ses parents, toujours à pied exténué de fatigue, affamé et ayant contracté une bronchite qui le force à garder le lit pendant un mois.

Plus on remonte dans le cours de l'existence de C..., plus on retrouve, si ce n'est l'automatisme ambulatoire pur, tout au moins une véritable manie ambulatoire; tout jeune, d'ailleurs, racontent ses camarades, on le voyait souvent partir d'un pas rapide dans les bois, franchissant de grandes distances en peu de temps, sans jamais donner de motifs à ses courses insensées; peu causeur d'ailleurs, il ne fréquentait pas les jeunes gens de son âge.

Ses connaissances, ses supérieurs, ses amis le dépeignent comme étant d'un caractère très doux, mais excentrique, il avait parfois, après une conversation pleine de sens, des propos décousus, presque incohérents; un de ses camarades de régiment ayant envoyé C... pour faire une commission chez ses parents, ceux-ci auraient constaté des manières extraordinaires chez cet envoyé et se seraient étonnés de ce choix.

Ce n'est pas un épileptique, l'attaque nerveuse constatée à l'hôpital pourrait faire songer au mal sacré, mais rien dans cette sorte de crise ne le rappelle et aucun stigmate de cette maladie ne se retrouve chez lui. L'hystérie cadrerait mieux avec les divers symptômes constatés : attaques frustes dont le malade a conscience, irritabilité excessive, mobilité des sentiments, aboulie, mais nous ne trouvons pas de zone d'anesthésie d'aucune sorte ni en gigot, ni en plaque, pas de zone hystérogène, pas d'anesthésie sensorielle, ni de polyopie, etc.

Il n'existe rappelant l'hystérie qu'un léger rétrécissement concentrique du champ visuel sans dyschromatopsie, il y a également un peu d'anesthésie pharyngée, mais on sait la valeur restreinte qu'il faut accorder à ce symptôme. D'ailleurs pas de lacune dans l'histoire des voyages de C..., pas de perte de mémoire des événements qui se sont accomplis; C... savait parfaitement où il se rendait quand il a quitté son régiment; cependant, lors de sa première fugue, lorsqu'il s'enfuit de l'École Arago, il alla droit devant lui, sans but, sans plan, ne sachant où il s'enfuyait, et il semble bien que, à ce moment, il y ait une tache noire, dans le cours de son récit, car lorsqu'il a voulu revenir sur ses pas, jamais il n'a pu retrouver sa route, et il paraît bien qu'il a cette fois agi sous l'influence d'une véritable impulsion irrésistible.

C... serait plutôt atteint de ce que Duponchel a désigné sous le nom de Déterminisme ambulatoire. « Ici, les sujets, qui se mettent à fuir, n'ont pas toujours une inconscience aussi complète, mais ils sont dominés par un désir impérieux, une volonté toute-puissante qui semble se substituer à la leur et la maîtrise, elle les détermine à s'en aller en dépit de tous les obstacles et de tous les inconvénients qu'aura leur départ. »

N'est-ce point là le tableau que présente notre malade, c'est un *captivé*, comme les appelle Tissié dans son intéressante étude sur les aliénés voyageurs, un suggestionné ou un autosuggestionné comme les veut appeler Duponchel. Encore manque-t-il quelque trait, car si futile que soit le motif allégué par C... pour justifier ses départs, il existe néanmoins, c'est la crainte excessive des reproches, la peur vraiment pathologique des réprimandes, la terreur inspirée par la faute la plus légère.

Peut-être la cause de cette impondération morale pourrait-elle être trouvée dans les antécédents héréditaires de C... : son père, très irritable, s'emporte facilement, la mère est morte d'un cancer et nous voyons une de ses tantes, qui est une véritable aliénée, un de ses cousins s'est suicidé.

De l'étude du caractère de C..., de celle des causes de l'acte pour lequel il est appelé devant le conseil de guerre, de ses antécédents personnels et héréditaires, nous sommes en droit de conclure que C... peut être rangé dans la catégorie des victimes de l'hérédité, s'il n'est point un dégénéré dans le sens strictement médical du mot, c'est tout au moins un de ces déséquilibrés chez lesquels existe une prédominance visible de la spontanéité sur la réflexion et la volonté, produisant ces explosions insensées de colère pour les raisons les plus légères aussi bien que ces crises de désespoir pour les motifs les plus futiles, crises qui se traduisent par des actes de violence, des départs précipités.

Tout en croyant donc que C... a une certaine responsabilité, il faut reconnaître évidemment que cette responsabilité est fortement atténuée par son impondération
mentale, son excès de sensibilité et l'affaiblissement de
son énergie psychique.

C... occupe donc un des degrés de cette échelle qui
va du simple original à l'aliéné vrai ; chez lui la faiblesse
mentale se manifeste par une excessivité des sentiments,
le poussant à s'enfuir quelquefois sans but, d'autres fois
au contraire ayant désigné, dans son acte morbide, une
ville, un pays.

C'est un héréditaire et peut-être un hystérique latent
auquel on ne doit pas faire supporter le poids d'une faute
dont la genèse n'est expliquée par rien, si l'on ne veut
pas invoquer son état mental particulier.

OBSERVATION XIII.

Que dire encore de ce déserteur dont voici l'histoire
brièvement résumée :

X... né à Paris en 1876, ne donne lieu à aucun reproche jusqu'à l'âge de quatorze ans ; à quatorze ans il a
une fièvre typhoïde très grave et à partir de ce moment,
ce n'est plus le même garçon raisonnable d'avant sa
fièvre typhoïde. On lui donne des professeurs particuliers
pour tenter de lui faire regagner le temps perdu pendant
sa maladie, mais ce sont escapades sur escapades, il
quitte sans raison le domicile paternel, tantôt à cheval,
tantôt en voiture.

On le place interne dans un établissement religieux
à Paris, il est renvoyé trois mois après pour indiscipline ;
on l'exile en province dans une autre maison d'éducation,
il s'évade après un mois ; on tente encore de l'éducation

à la maison, il renouvelle ses fugues d'autrefois.

En 1892, il est expulsé du collège de la rue de Madrid après y être resté quatre mois, il s'évadait par la fenêtre, pendant la nuit, était toujours indiscipliné, paresseux.

Nouvelle pension, nouveau renvoi après quinze jours, il excite ses camarades à quitter les cours et conférences.

Deux précepteurs successifs lui sont donnés en 1893 ; ils renoncent tous deux à son éducation.

Étant à la campagne avec sa famille, il disparaît tout à coup et on ne le retrouve à Paris que quatre ou cinq jours après.

Désespérés, ses parents le placent chez un viticulteur des environs de Tunis ; là encore il se sauve la nuit dans un pays presque désert et d'une sûreté très relative ; dans une dernière escapade, on le perd de vue pendant un mois et demi, la police le rapatrie.

Nouvel essai de pension, nouvelle fuite.

Embarqué comme pilotin, il échoue à Port-Mahon après une tempête ; on le rapatrie pensant que les souffrances et les privations qu'il a endurées l'auront assagi, il n'en est rien et il reprend une existence folle.

Il est mis au vert dans les Vosges, s'évade encore, est repris par la police et interné cette fois à la maison de correction de Mettray, où il reste trois mois, tombe malade, rentre chez lui ; mais dès sa convalescence, il recommence à mener une conduite désordonné malgré les prières et les menaces.

On le fait engager. Peu après son arrivée au corps, il découche à diverses reprises, mis en prison, il s'évade, se déguise en sous-officier, est arrêté et puni de quinze jours de prison. Dès sa punition terminée, il se sauve encore à Paris, emprunte de tous côtés, loue un cheval, puis l'abandonne au hasard ; de nouveau se déguise en brigadier, fréquente sous ce costume les lieux publics, est arrêté et interné au Cherche-Midi.

X... n'a aucune mémoire; malgré ses professeurs, il n'a pu jamais rien apprendre, il ne sait ni un mot d'histoire, ni même l'orthographe.

C'est un menteur incorrigible, et il ne sait résister à aucun de ses désirs.

C'est en un mot un aboulique impulsif et inconscient.

IX

Prophylaxie.

Signaler le mal est bien, donner les moyens de le prévenir est encore mieux.

Pouvons-nous actuellement, avec les lois existantes, les règlements en vigueur, prévenir ces incorporations fàcheuses à tant et de si graves et différents points de vue ?

En un mot, existe-t-il une prophylaxie de l'aliénation mentale des jeunes soldats?

Nous répondons hardiment : oui, dans la plupart des cas, on pourrait empêcher l'introduction dans l'armée des faibles d'esprit, des idiots, des imbéciles, si la loi était observée d'une façon intelligente, si les maires des villages connaissaient les instructions sur les conseils de revision et la loi du recrutement du 15 juillet 1889 modifiée par celle de 1892.

En effet, l'article 18 de cette loi dit que les maires sont tenus d'être présents au conseil de revision et ont le droit de lui présenter des observations; en outre les articles 21, 22 et 23 de la circulaire du 31 mars 1890 rappellent

que les maires peuvent fournir aux membres du conseil
de revision des indications précieuses touchant l'identité,
les infirmités de *notoriété publique* et même la présomp-
tion de la mutilation volontaire.

Enfin le conseil de revision peut, en vertu de son pouvoir discrétionnaire, appliquer l'exemption d'un individu
absent, dont l'inaptitude lui paraît établie, tant par les
pièces produites que d'après les renseignements pris par
l'administration locale. Le témoignage des maires pourra
être invoqué dans ces cas (art. 22 de la circulaire ministérielle du 31 mars 1890).

Ce rôle important du maire est donc bien spécifié, bien
justifié, bien défini ; or, 90 fois sur 100, les aliénés, les
faibles d'esprit, les imbéciles incorporés indûment pro-
viennent du recrutement rural, ce sont presque tous des
campagnards, des villageois ; dans les grandes villes, en
effet, ou les parents signalent leurs enfants à l'attention
des médecins ou des autorités, ou les font admettre dans
des asiles, des maisons spéciales.

Comme nous l'avons dit antérieurement, comme nous
l'avons montré dans nos observations, presque toujours,
toujours même lorsqu'on provoque une enquête sur un
cas douteux d'affection mentale, les documents ne man-
quent pas, les témoignages abondent, et fréquemment, en
tête de l'enquête, on voit figurer le maire du village qui
certifie que le nommé X, Y, Z, qu'il a laissé incorporer
quelques mois, quelques semaines auparavant, est idiot,
et absolument incapable de faire un soldat, de se soumettre aux obligations de la vie militaire ; parfois même
ce maire va plus loin et, avec une tranquille audace, il
s'étonne qu'on ait pris tel homme de sa commune dans
l'armée. Peu s'en faudrait même qu'il ne blamât ceux
qui ont introduit son administré dans le régiment, alors

qu'il est seul coupable de par son ignorance et qu'il aurait suffi d'un mot de lui au conseil de revision pour empêcher cette incorporation inutile, et scélérate, en certaines circonstances.

Une circulaire générale adressée à tous les maires de France, leur rappelant ces articles de la loi, des règlements, leur montrant l'importance de leur rôle, amènerait, nous en sommes convaincus, une diminution notable du nombre des jeunes soldats enrégimentés malgré leur aliénation, et éviterait, non seulement des dépenses inutiles, mais ce qui est plus important encore, des aggravations dans l'état des déséquilibrés ou des faibles d'esprit, des suicides, des crimes.

2° Pour les engagés, la prophylaxie serait moins facile, moins aisée, moins administrative, toutefois les règles de cette prophylaxie ne sont pas impossibles à établir.

Il suffirait, en effet, d'obliger les parents qui donnent leur consentement pour l'engagement, à fournir par écrit, au commandant du recrutement, le motif pour lequel ils font engager leur fils ou leur pupille.

3° A l'arrivée dans les régiments, le capitaine pourrait avoir avec chacune des recrues de sa compagnie un entretien de dix ou quinze minutes touchant à des sujets variés, sur sa profession, ses occupations antérieures, ses aptitudes, ses projets, etc.

Pour cent jeunes soldats, ce serait vingt-cinq heures à employer, elles ne seraient pas perdues assurément et ces conversations renseigneraient les officiers sur chacun de leurs hommes d'une façon utile à beaucoup de points de vue, outre celui que nous traitons en ce moment.

On pourrait aussi, au lieu de demander une page d'écriture copiée à chaque homme, lui faire donner par écrit les réponses aux différentes questions que nous venons d'énumérer. On aurait ainsi un document d'une autre valeur que la page classique d'écriture demandée aux lettrés.

4° Enfin il serait bon, utile, juste, de ne jamais soumettre un homme ayant moins d'un an de service, à la juridiction d'un conseil de guerre sans, au préalable, lui avoir fait subir une visite médicale.

Nous avons à diverses reprises vécu dans le monde des détenus militaires ; nous nous garderons bien de tomber dans l'exagération de ceux qui voient dans tout condamné une victime ou un aliéné ; nous avons rencontré parmi les pensionnaires des pénitenciers, des ateliers de travaux publics, d'atroces gredins dont le châtiment était au-dessous de la faute et dont la valeur morale était au minimum ; mais à côté de ces criminels avérés, combien avons-nous trouvé d'arriérés, de dévoyés, d'inconscients, d'entraînés, d'irresponsables même, qu'une justice parfois trop impitoyable avait condamnés sans examen approfondi, soit que les renseignements donnés fussent déplorables, soit que les antécédents parlassent trop éloquemment, alors qu'en y réfléchissant ils auraient dû plaider en sens contraire.

En un mot, la prophylaxie de l'aliénation mentale des jeunes soldats se résume ainsi :

1° Observation et connaissance des lois et règlements touchant le recrutement, les conseils de revision par les maires des communes.

2° Motif de l'engagement donné par les parents ou les tuteurs pour les jeunes engagés.

3° Conversation de dix minutes ou un quart d'heure avec les recrues.

www.ingramcontent.com/pod-product-compliance
Lightning Source LLC
Chambersburg PA
CBHW071238200326
41521CB00009B/1528